DU

TÉTANOS BULBAIRE

PAR

Le Dr Joseph JANIN

PARIS
G. STEINHEIL, ÉDITEUR
2, RUE CASIMIR-DELAVIGNE, 2

1892

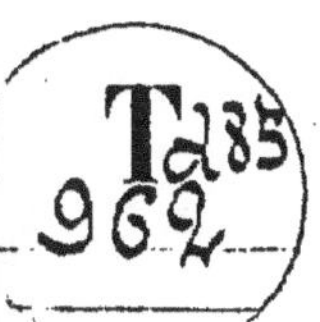

DU

TÉTANOS BULBAIRE

IMPRIMERIE LEMALE ET Cie, HAVRE

DU

TÉTANOS BULBAIRE

PAR

Le Dr Joseph JANIN

PARIS

G. STEINHEIL, ÉDITEUR

2, RUE CASIMIR-DELAVIGNE, 2

1892

DU

TÉTANOS BULBAIRE

INTRODUCTION

Une chose étonne lorsque, remontant le cours des siècles, on cherche à embrasser d'un coup d'œil les évolutions aussi multiples que variées de l'histoire médicale: c'est le triste privilège qu'ont certaines maladies de demeurer aussi insondables, ou à peu près, qu'au jour où elles furent étudiées pour la première fois. Toujours anciennes, elles restent, en dépit de nombreuses et patientes recherches, enveloppées de profonds mystères; toujours nouvelles, elles semblent défier ceux qui les veulent scruter, se soustraire aux investigations les plus minutieuses et les plus savamment conçues.

Au premier rang de ces maladies se place le tétanos.

En effet, ainsi que l'a écrit M. Poncet (*Dict. de méd. et chirurg. prat.*, art. Tétanos) : « Il n'existe peut-être pas d'affection qui démontre mieux que le tétanos, la faiblesse et l'impuissance des recherches dans toutes les parties de l'art de guérir. Connue d'Hippocrate, dont les aphorismes n'ont pas été beaucoup ébranlés, cette maladie, étudiée depuis deux mille ans parce qu'elle a toujours conservé un caractère terrible de danger, n'a rien laissé connaître de bien certain ni dans sa nature, ni dans les lésions qui l'accompagnent, ni dans les méthodes de traitement qui auraient pu seulement diminuer sa gravité. Et cependant que d'observations recueillies sous tous les climats, à tous les âges, dans tous les temps, pendant la paix et pendant la guerre ! Combien de médicaments préconisés chaque jour ! Avec quel soin n'a-t-on pas examiné les centres nerveux, enregistré les températures avant et après la mort pour arriver à une thérapeutique rationnelle ! Les résultats aujourd'hui connus n'ont pas un caractère de certitude absolue en rapport avec la longueur et la multiplicité des recherches ».

Il s'en faut que le tétanos revête toujours le même aspect. Déjà Hippocrate signale le tétanos droit, l'opisthotonos et le tétanos intermittent avec rémissions complètes. A cette division, Galien ajoute plus tard l'emprosthotonos, plus tard encore on décrit le pleurosthotonos. Enfin, de nos jours, après les travaux si remarquables de Larrey, l'étude du tétanos entre dans une phase nouvelle. Aux formes précédentes, caractérisées par la prédominance d'un symptôme, on en ajoute d'autres, suivant le mode de début, l'intensité ou la fréquence des spasmes, le degré de généralisation des contractures. A ce point de vue, on a divisé le tétanos, en tétanos généralisé et tétanos partiel ou localisé. Parmi ces localisations, une, assez rare, intéresse la tête : on a alors ce qu'on est convenu d'appeler le tétanos céphalique.

Ce dernier, suivant ses manifestations symptomatiques est susceptible d'être divisé en plusieurs variétés au nombre desquelles, une surtout est curieuse à plus d'un titre :

L'existence d'une plaie siégeant sur le territoire des 12 nerfs crâniens paraît être sa cause invariable et comme symptôme on observe : une paralysie faciale constante, siégeant ordinairement du côté de la blessure, mais pouvant occuper le côté opposé; des troubles dysphagiques à peu près constants, accompagnés quelquefois d'hydrophobie, et enfin des troubles de l'appareil respiratoire, très fréquents également et surtout très graves. On a donné à cette variété le nom de tétanos céphalique ou hydrophobique de Rose. C'est d'elle que je veux parler, ayant eu l'occasion de l'observer.

Dans le courant de l'année 1891, le hasard de la clinique amena successivement dans les salles de l'hôpital Beaujon, deux malades atteints d'une variété singulière de tétanos traumatique, variété qui, il y a quelques années seulement, passait, en France du moins, pour être excessivement rare, puisque M. Terrillon en 1887, rendant compte à la Société de chirurgie d'un cas de ce genre disait : « Je ne connais dans la littérature médicale qu'une observation analogue à la mienne, celle de M. le professeur Gosselin, relatée dans la *Gazette des hôpitaux* de 1884. »

Cette conclusion ne tardait pas à être modifiée. Son auteur d'abord et tout le monde ensuite, reconnurent que cette variété de tétanos n'était pas aussi rare qu'on l'avait cru tout d'abord. Toutefois, cette forme est loin d'être fréquente, puisque, malgré les cas assurément très nombreux de tétanos traumatique, on compte encore ceux qui se rapportent à la variété en question.

Cette variété de tétanos était à peine signalée, que déjà des travaux importants lui étaient consacrés ; il suffirait de rappeler les noms de leurs auteurs pour en indiquer toute la valeur.

Aussi, en venant après des noms si autorisés, parler du tétanos céphalique, je n'ai pas d'autre ambition que de signaler certains détails curieux qui ont été passés sous silence ; d'autre part j'ai pensé, que peut-être ce serait faire œuvre de quelque utilité en groupant, plus ou moins bien, des matériaux épars, espérant par suite, faciliter les recherches de ceux qui plus tard voudraient écrire sur le même sujet.

Tels sont les motifs qui m'ont décidé à prendre comme sujet de thèse : le tétanos dit « céphalique ».

Je diviserai mon travail en trois parties :

I. — Dans la première je retracerai d'abord l'historique de la question. Je n'insisterai pas longuement, ce travail ayant déjà été fait et très bien par M. Villar. Je citerai seulement quelques noms, marquant pour ainsi dire, chacun, une étape dans l'histoire du tétanos céphalique : au surplus, on pourra se reporter à la 2e partie de ma thèse, où les observations sont, dans ce but, rapportées suivant l'ordre chronologique.

Je discuterai ensuite la valeur du nom imposé à la maladie qui m'occupe : « tétanos céphalique », et j'exposerai les raisons qui me font rejeter cette expression.

II. — La seconde partie sera consacrée aux observations. Je rapporterai d'abord les deux qui me sont personnelles, puisqu'elles ont été le point de départ de mon travail. Quant aux autres, toutes ne seront pas citées avec les mêmes détails, et, suivant leur importance, je les reproduirai : in extenso, en abrégé, et pour quelques-unes je me contenterai de les signaler. Cette partie de ma thèse pourra paraître fastidieuse, peut-être même oiseuse cependant il me semble qu'on a plus de chances de bien décrire une maladie lorsqu'on en a de nombreux exemples sous les yeux.

III. — Enfin dans la troisième partie j'aborderai le chapitre clinique de la maladie, et comme corollaire je ferai suivre cette étude de quelques conclusions.

Mais avant de commencer, je n'aurais garde de manquer à un devoir auquel il m'est bien doux de m'astreindre : l'usage veut que, ses études médicales terminées, le jeune docteur adresse un public hommage au dévouement et à la science des maîtres qui l'ont dirigé dans l'étude si difficile de l'art de guérir.

Je prie donc MM. Léon Labbé, Ollivier, Gombault, Schwartz, Ricard, Bazy, Michaux, Picqué, d'accepter l'expression de ma profonde gratitude et de croire à mes meilleurs sentiments de respectueuse affection.

Que M. le professeur Le Dentu, qui a bien voulu me faire l'honneur d'accepter la présidence de cette thèse, reçoive mes plus sincères remerciements.

PREMIÈRE PARTIE

I. — Historique.

L'histoire du tétanos céphalique remonte à quelques années seulement.

Le professeur Edmond Rose a, le premier, en 1870, dans son article sur le tétanos de l'encyclopédie de Pitha et Billroth, donné une description du tétanos céphalique avec paralysie faciale. A l'aide des deux cas qu'il a observés et de celui de Pollok resté oublié jusqu'à lui, il met parfaitement en évidence :

1° La cause constante de cette variété de tétanos, savoir : l'existence d'une plaie siégeant sur le territoire des 12 paires crâniennes;

2° La paralysie, phénomène insolite, siégeant du côté de la lésion. Pour lui, elle est de nature périphérique, et il essaye de l'expliquer par le gonflement du nerf facial à partir de la blessure et sa compression dans le canal de Fallope; mais l'autopsie ne justifie pas ses prévisions;

3° L'intensité des phénomènes asphyxiques;

4° Les contractures spasmodiques du pharynx, amenant la dysphagie s'accompagnant parfois d'hydrophobie.

A ce propos, on a dit que Rose avait attaché une importance capitale aux phénomènes hydrophobiques. Peut-être a-t-on exagéré. Je rapporte plus loin les deux observations de Rose, telles que je les ai trouvées dans son travail. Or, dans la première je lis : « Le malade ne pouvait rien absorber ni retenir sa salive dans la bouche, aussi souffrait-il d'une soif violente : da er nichts hinunterschlucken und den Speichel nicht in Munde Zurückbehalten Konnte, so list er am heftigsten Durst; et plus loin, la tentative d'avaler : Versuch zum Schlucken, provoquait également des crises dysphagiques. Mais, nulle part je n'ai trouvé mentionné que la vue ou l'approche d'un liquide quelconque produisît des phénomènes hydrophobiques qu'il faut bien se garder d'assimiler aux phénomènes dysphagiques.

Par contre, la paralysie faciale semble particulièrement avoir attiré l'attention de Rose : il insiste sur elle dans sa première observation, davantage encore dans sa seconde, et cette paralysie insolite (ungewöhnlich) l'embarrasse au début pour porter un diagnostic qui ne fut solidement établi que par la marche ultérieure de la maladie.

Il est donc singulier que Rose, ou plutôt ses successeurs, aient donné à cette forme bizarre le nom de tétanos hydrophobique. Sans doute, c'est faute d'avoir établi une distinction suffisante entre les phénomènes dysphagiques et les phénomènes hydrophobiques : il ne faut pas oublier d'ailleurs que les uns et les autres peuvent simultanément exister.

Est-il bien exact que Rose le premier ait attiré l'attention sur cette forme de tétanos? Car de l'observation de Pollock il ne saurait en être question, puisqu'elle était restée complètement oubliée. On le dit, néanmoins je ne saurais souscrire entièrement à cette assertion. Il est probable en effet que les cas suivants de Larrey (Mémoires et campagnes), doivent être rapportés au tétanos céphalique :

I. Sergent de 30 ans ; chute sur le nez avec légère égratignure : 13 jours après, trismus et contractures permanentes des muscles du visage. Phénomènes dysphagiques et hydrophobiques. Mort le 7e jour.

II. Officier de santé Navailh : blessure de la face avec fracas des os du nez et d'une partie de l'orbite : tétanos bornéau trismus, spasmes du larynx, dysphagie et hydrophobie produits lorsqu'on veut le forcer à boire ou par le contact de la sonde. Mort.

Ainsi qu'on peut le constater, les principaux caractères du tétanos céphalique sont ici nettement indiqués : Plaie de tête ; contractures permanentes et localisées au visage, spasmes du larynx, dysphagie et hydrophobie. Mais la paralysie faciale n'est pas indiquée, et sans doute on objectera que ces cas ne doivent pas figurer parmi les observations de tétanos céphalique. Soit, mais que dire de l'observation suivante ? Je cite Larrey : commentant un cas de tétanos ordinaire avec paralysie de la moitié du corps, il dit : « la paralysie seule est restée. J'ajouterai seulement l'observation d'un officier de chevau-légers chez qui cet accident fut produit par plaie de tête. Dans une charge de cavalerie, M. Markeski, lieutenant, reçut un coup de lance sur le côté droit du front. L'une des branches nerveuses du sourcilier avait été éraillée par le côté tranchant de la lance. Les neufs premiers jours se passèrent sans accidents, et l'on avait considéré cette plaie comme simple. Mais dans la nuit du 9e au 10e jour, le tétanos se déclara avec des mouvements convulsifs de la paupière de l'œil correspondant et perte de la vue de cet organe. Trismus. Disposition à l'emprosthotonos... »

Que penser aussi de l'observation suivante, sinon qu'elle a parfaitement trait à un cas de tétanos céphalique, et que, par suite, elle aurait pu prendre place parmi les observations que je rapporte plus loin?

Relatée dans les comptes rendus de la Société de chirurgie du 3 mai 1848, elle est due à Huguier. Je cite textuellement : « Je vous montre un homme dont la maladie me paraît curieuse et exceptionnelle. Il y a 33 jours, cet individu tirant une petite charrette tomba sur le pavé la tête en avant. Dans les premiers jours qui suivirent la chute, il n'y eut pas d'accidents; puis, peu à peu, on observa la contracture des paupières, la dilatation des ailes du nez; en même temps la commissure des lèvres était portée en bas et en dehors et la contraction du masséter rendait difficile l'ouverture de la bouche. A cette forme particulière de tétanos, il se joignit bientôt de la difficulté de fléchir le tronc en avant, un léger renversement en arrière et enfin de l'oppression sans aucun trouble intellectuel. Le malade fut saigné d'abord et ensuite soumis au chloroforme. Aujourd'hui on en est à la 7e séance et la contracture commence à être beaucoup moins accentuée. » Il me semble que cette description est suffisamment claire et précise pour qu'on y reconnaisse un cas de tétanos céphalique avec paralysie faciale. Et, s'il en est ainsi, cette variété de tétanos était bien connue alors, puisque Robert, dans la même séance du 3 mai, dit que : « souvent, cette forme de tétanos guérit par les efforts de la nature, et il cite plusieurs cas de tétanos bornés également aux muscles du visage et qui ont guéri soit par les antispasmodiques, soit par les bains de vapeur », opinion qui ne se trouve nullement en contradiction avec ce que l'on sait aujourd'hui sur la gravité du tétanos céphalique, puisque, ainsi qu'on le verra, la statistique prouve que sa mortalité est notablement inférieure à celle du tétanos traumatique ordinaire.

La conclusion qui s'impose est donc la suivante : Il ne faut pas admettre comme l'expression de la vérité que Rose ait le premier fait ressortir les caractères du tétanos céphalique, et encore bien moins ces paroles de Giuffré : « il est à remarquer que les chirurgiens français n'ont fourni aucun cas de ce tétanos ». Giuffré cependant écrivait à une époque où, indépendamment des cas que je rapporte plus haut, l'observation de M. Terrillon avait été publiée.

Toutefois, ce que je dis ici, n'est pas pour diminuer la gloire de Rose : ce sont de simples remarques et je reconnais volontiers d'ailleurs, qu'il a eu le mérite incontestable par son travail, d'attirer plus spécialement l'attention sur cette forme, en somme rare de tétanos.

Après le travail de Rose, de nouveaux cas ne tardèrent pas à être observés, donnant lieu à de simples commentaires, à des communications plus importantes ou à de véritables monographies. Je serai bref, mon intention dans cet historique étant de n'indiquer que les grandes étapes par lesquelles a passé l'histoire du tétanos céphalique.

Bernhardt, en 1884, à la Société de médecine interne de Berlin, à propos d'un cas qu'il a observé, fait plusieurs communications sur le tétanos céphalique avec paralysie faciale. Ces communications sont très importantes, puisqu'elles étudient la maladie dans son ensemble, et cette étude repose sur 11 cas. Après avoir rappelé le mérite de Rose, Bernhardt fait ressortir la fréquence du siège de la blessure au voisinage de l'orbite; il montre le début de la maladie en moyenne 8 jours après l'accident; il étudie surtout la paralysie faciale siégeant ordinairement du même côté que la blessure et cherche à en pénétrer le mécanisme; enfin, il signale le résultat négatif des quelques autopsies pratiquées.

Guterbrock, la même année, observe un cas de tétanos céphalique et publie un mémoire dans lequel il rapporte 14 observations analogues à la sienne. Il accorde une grande importance au froid dans la production de la paralysie faciale et pense que le nom de tétanos hydrophobique ou encore de tétanos céphalique est mal choisi.

En 1887, M. Terrillon fait à la Société de chirurgie une communication sur un cas de tétanos céphalique qu'il vient d'observer, et peu après, en collaboration avec M. Schwartz, publie sur ce sujet un mémoire inséré dans la *Revue de chirurgie* de 1888. Ces auteurs mettent parfaitement en relief les principaux caractères de la maladie. Pour eux, le nom de tétanos céphalique est difficilement acceptable, à moins qu'il ne soit bien entendu que ce nom ne préjugera rien sur l'extension possible de la maladie et ne s'appliquera qu'à la phase initiale, à celle du début. Ils insistent en outre sur la distinction qu'il faut établir entre les phénomènes hydrophobiques et les troubles dysphagiques ; quant à ces derniers, il faut également se garder de les confondre avec ceux qui caractérisent le tétanos dysphagique si bien décrit par M. le professeur Verneuil. Enfin, il y a lieu de distinguer le trismus hémiplégique de l'hémitrismus hémiplégique, suivant que les contractions sont étendues à la face tout entière ou à un seul côté.

Peu de temps après, Giuffré observe aussi un cas de tétanos céphalique, ce qui lui donne occasion de faire un excellent mémoire dans lequel il s'étend longuement sur les signes de l'affection. Pour lui, la paralysie faciale, d'origine traumatique, est indépendante du tétanos, et elle se localise dans le tronc du nerf facial. Il insiste en terminant sur les bons effets de la paraldéhyde comme traitement du tétanos.

Enfin, le travail de M. Villar, paru dans la *Gazette des hôpitaux* de 1888, est certainement de beaucoup le plus complet qui ait été publié sur le tétanos céphalique. Je me contente de le signaler ici, devant à plusieurs reprises y revenir dans le courant de ma thèse.

II. — Définition.

Lorsque Rose, dans son article de l'Encyclopédie de Pitha et Billroth, essaya d'établir les caractères de la variété de tétanos qui fait le sujet de ma thèse, il avait en vue une affection reconnaissant pour cause unique, une plaie de tête, et comme symptômes, des troubles dysphagiques, hydrophobiques, respiratoires, et surtout de la paralysie faciale. A cette variété de tétanos il donna le nom de tétanos céphalique : Kopftetanus.

Ses successeurs immédiats conservèrent ce nom. Un peu plus tard les expressions : tétanos hydrophobique, tétanos dysphagique, devinrent synonymes de tétanos céphalique ; de nos jours quelques auteurs disent encore tétanos céphalique avec paralysie faciale.

Ainsi donc, quatre dénominations d'une maladie ; laquelle conserver ? Aucune ne me semble bonne ; je vais essayer de le démontrer en étudiant successivement la valeur des expressions :

1° Tétanos hydrophobique ;

2° Tétanos dysphagique ;

3° Tétanos céphalique ;

4° Tétanos céphalique avec paralysie faciale.

En attendant, afin de ne pas prêter à la confusion, je désignerai la maladie simplement sous le nom de tétanos céphalique.

Tétanos hydrophobique. — De toutes les dénominations proposées, celle-ci est sans contredit la plus défectueuse.

D'abord elle ne saurait convenir qu'à un très petit nombre de cas. Pour s'en convaincre, on n'a qu'à parcourir les observations que je rapporte dans la seconde partie de ma thèse, et l'on verra que sur 31 cas, les phénomènes hydrophobiques sont à peine mentionnés quelquefois. Logiquement, on ne saurait donc définir une maladie par un symptôme, qui, le plus souvent, fait défaut.

D'autre part, les phénomènes hydrophobiques, lorsqu'ils existent, ne sont pour ainsi dire rien par eux-mêmes : ils sont secondaires et paraissent subordonnés, ainsi que j'essayerai de l'établir plus loin, aux troubles dysphagiques..

Enfin, l'hydrophobie n'est pas spéciale au tétanos céphalique ; elle se retrouve au moins aussi souvent dans le tétanos traumatique ordinaire.

Ainsi donc, les phénomènes hydrophobiques, étant, dans le tétanos céphalique, rares, subordonnés à la dysphagie, et plus fréquents peut-être dans le tétanos traumatique ordinaire, l'expression : tétanos hydrophobique, ne saurait être conservée.

2° Tétanos dysphagique. — Cette expression, meilleure que la précédente, parce que les troubles dysphagiques sont pour ainsi dire constants dans le tétanos céphalique, n'est cependant pas sans reproche.

D'abord, elle peut prêter à la confusion : le professeur

Verneuil, en effet, a décrit sous le nom de tétanos dysphagique, une forme toute spéciale de tétanos qu'il ne faudrait pas assimiler au tétanos céphalique.

D'autre part, tout ainsi que l'hydrophobie, la dysphagie se montrant très souvent dans le tétanos traumatique ordinaire, et c'est même dans ce cas qu'elle a surtout été étudiée, ne saurait servir à désigner le tétanos céphalique.

3° Tétanos céphalique. — Au sens propre du mot, cette expression veut dire que le tétanos reste limité à la tête, ce qui évidemment n'est pas. Jamais même, le tétanos dit céphalique n'est resté borné aux contractures des différents muscles de la tête; toujours, au contraire, un plus ou moins grand nombre de muscles du corps ont été envahis, successivement il est vrai. Je sais bien toutefois que le tétanos a pu, dans certains cas, rester borné au seul trismus; mais alors il s'agissait de tétanos consécutif à une plaie siégeant ailleurs qu'à la tête, et par suite, il ne pouvait être question de tétanos céphalique, qui lui, ne l'oublions pas, a pour cause unique, une plaie de tête.

Ainsi donc, le terme : tétanos céphalique doit être abandonné, parce que le vrai tétanos céphalique, borné exclusivement à la tête, ne se rapporte pas au tétanos décrit par Rose, et qu'alors, on ne saurait appeler simplement tétanos céphalique, un tétanos qui envahit progressivement un plus ou moins grand nombre des muscles du corps.

Les auteurs, d'ailleurs, sont d'accord pour reconnaître que l'expression est mauvaise.

C'est ainsi que MM. Terrillon et Schwartz font remarquer, après Guterbrock, que « le nom de tétanos céphalique est difficilement acceptable, à moins qu'il ne soit bien entendu que ce nom ne préjugera en rien sur l'extension possible de la maladie et ne s'appliquera qu'à la phase initiale, à celle du début ».

Voici d'autre part les conclusions de M. Villar :

« L'expression de tétanos céphalique prise en général, veut dire tétanos siégeant dans la région de la tête. Ainsi comprise elle doit s'étendre aussi bien au tétanos localisé à la face qu'au tétanos dysphagique et hydrophobique et au tétanos céphalique accompagné de paralysie faciale. Toutes ces variétés ne seraient que des subdivisions du tétanos céphalique, terme générique, et il faudrait, pour être clair et logique, dire : 1° tétanos céphalique simple (trismus simple ou double) ; 2° tétanos céphalique avec phénomènes dysphagiques ; 3° tétanos céphalique avec phénomènes hydrophobiques ; 4° tétanos céphalique avec paralysie faciale.

4° Tétanos céphalique avec paralysie faciale. — C'est le nom que propose M. Villar dans son travail, car, dit-il : « si les trois premières variétés (tétanos céphalique : simple, hydrophobique, dysphagique) s'observent quelquefois à la suite de lésions portant sur la tête, souvent aussi elles surviennent à la suite de plaies portant sur les membres ; par contre le tétanos avec paralysie faciale n'a jamais été observé que consécutivement à un traumatisme de la tête, de sorte que cette dernière variété semble présenter un type plus défini et plus saillant que les autres formes ».

Mais si M. Villar rejette les trois premières variétés, pour les mêmes raisons je rejette la quatrième. De ce que, en effet, la paralysie faciale complique ordinairement le tétanos consécutif à une plaie de tête, il ne s'ensuit pas qu'il en doive toujours être ainsi. Par exemple, dans ma première observation, on voit que la paralysie s'est montrée consécutivement à une piqûre de vaccine au bras. Il est vrai que dans ce cas il s'agissait d'une récidive, mais le fait n'en subsiste pas moins ; le malade d'ailleurs était sorti de l'hôpital bien guéri.

D'autre part, la paralysie faciale, vu son importance minime, son influence nulle sur la marche de la maladie, ne me semble pas devoir caractériser suffisamment le tétanos céphalique. C'est tout simplement un phénomène curieux, un paradoxe clinique suivant l'expression de M. le professseur Jaccoud. D'ailleurs, il n'y a pas que le tétanos céphalique qui puisse se compliquer de paralysie ; celle-ci peut également accompagner le tétanos traumatique ordinaire, ainsi qu'en témoigne une observation de Larrey que je rapporterai plus loin, lorsque j'étudierai la paralysie faciale.

Trouvant donc insuffisante l'expression adoptée par M. Villar, nous sommes ainsi conduit à rejeter toutes les dénominations proposées :

1° *Tétanos céphalique*, parce qu'il est très rare que les contractures restent localisées à la tête et que, d'autre part, il peut y avoir tétanos céphalique au sens rigoureux du mot avec une blessure siégeant ailleurs qu'à la tête ;

2° *Tétanos céphalique avec paralysie faciale*, parce que la paralysie manque souvent dans les cas de tétanos céphalique, qu'elle peut exister en dehors d'une plaie de tête, que lorsqu'elle existe elle est insuffisante à elle seule à caractériser le tétanos, et qu'enfin, sa bénignité tout à fait remarquable, en fait plutôt un symptôme secondaire;

3° *Tétanos céphalique avec dysphagie*, puisque la dysphagie peut manquer dans le tétanos céphalique, qu'elle est commune au tétanos céphalique et au tétanos traumatique ordinaire, où la plaie initiale siège ailleurs qu'à la face ;

4° *Tétanos hydrophobique*, parce que l'hydrophobie vraie est très rare, qu'elle se rencontre surtout dans le tétanos traumatique ordinaire, et que lorsqu'elle existe dans le tétanos céphalique, elle semble être manifestement sous la dépendance des troubles dysphagiques.

Enfin, d'une manière générale, ces dénominations me paraissent mauvaises, parce que, alors même qu'elles échapperaient aux reproches dont elles sont passibles, elles ne donneraient pas du tétanos céphalique une idée suffisante. Dans ma pensée (je le dis ici par anticipation), le tétanos céphalique est un dans son essence. Il n'y a qu'un seul tétanos céphalique, lequel, suivant qu'il est plus ou moins complet, présente comme symptômes, associés ou séparés, le trismus, la dysphagie, les troubles respiratoires, la paralysie faciale. On ne saurait donc prendre, au détriment des autres, l'un quelconque de ces symptômes pour le qualifier, d'autant plus qu'ils n'existent pas toujours au complet et qu'alors on dénommerait une affection par un caractère qui n'existe pas, ce qui serait au moins illogique. Mieux vaudrait encore se contenter du mot : tétanos céphalique, tout court ; mais nous connaissons les raisons qui nous ont fait rejeter cette dénomination.

Je viens de parler, incidemment, des troubles respiratoires. Or, les termes examinés et repoussés plus haut, n'en font aucune mention, ce qui je crois n'est pas un minime défaut. J'attribue en effet à ces troubles respiratoires une importance prépondérante. Outre qu'ils sont à peu près constants, bien plus même que la dysphagie, ils influent considérablement sur la marche et la terminaison de la maladie. En effet, au point de vue de la gravité, la paralysie n'est rien ; la dysphagie est assurément quelque chose, mais le spasme respiratoire est tout. Sur ce point d'ailleurs, les auteurs sont unanimes : « le malade, disent-ils, est mort *étouffé* dans une crise plus forte que les autres ». On ne saurait donc, quand il s'agit de caractériser une maladie, passer sous silence un symptôme d'une importance si capitale.

Puisque l'addition de tel ou tel symptôme au mot tétanos, est incapable de réveiller à la fois dans l'esprit tous les caractères du tétanos céphalique, peut-être arriverait-on à trouver une expression suffisamment précise, si, cherchant à pénétrer plus avant dans la nature intime du tétanos, on définissait ce dernier, non à l'aide d'une quelconque de ses manifestations, mais par lui-même ; si en un mot, au lieu d'une définition symptomatique, on cherchait une définition pathogénique. Pour ce faire il est nécessaire d'examiner rapidement les différentes théories qui ont été successivement émises sur le tétanos en général, le tétanos céphalique n'en différant pas quant à son essence.

Ces théories sont au nombre de cinq : je les passerai en revue dans l'ordre suivant :

1° Théorie équine ;
2° Théorie microbienne ;
3° Théorie musculaire ;
4° Théorie humorale ;
5° Théorie nerveuse.

I. Théories équine et microbienne. — Je ne fais que mentionner ces deux théories. Toutes deux d'ailleurs visent plutôt l'origine du tétanos que sa nature. Je les laisse donc de côté présentement, me réservant d'y revenir dans la troisième partie de ma thèse.

II. Théorie musculaire. — Elle s'appuie sur l'indépendance démontrée par Cl. Bernard, de la fibre musculaire et des cordons nerveux. Le tétanos serait localisé dans les muscles dont la contractilité propre serait seule mise en jeu.

Pour expliquer les contractures musculaires plusieurs opinions sont en présence :

1° *Stutz* : Les contractures tétaniques sont dues à l'accumulation de l'oxygène dans le système musculaire. Pure hypothèse.

2° *Martin de Pedro* : Le tétanos est un rhumatisme musculaire généralisé dont les lésions anatomiques sont celles de l'asphyxie : « Caractérisé par la contraction permanente des muscles, et toujours produit par le refroidissement, le tétanos est localisé dans le système musculaire ; c'est une contracture d'origine périphérique. La lésion anatomique primordiale est dans le tissu fibro-conjonctif qui entoure la fibre musculaire et l'élément morbide général est catarrho-rhumatismal. En empêchant la respiration musculaire, il produit l'asphyxie musculaire par intoxication du sang veineux. »

De cette opinion on ne peut guère retenir que ceci : contraction permanente des muscles. Quant au reste, tout le monde sait bien que le tétanos est loin d'être toujours produit par le refroidissement, et que la lésion initiale du tissu fibro-conjonctif est tout à fait inconstante, si toutefois elle existe.

3° W. *Forbes :* Les contractures ont pour cause les produits de désintégration musculaire, acide lactique et créatine, qui s'accumulent dans les muscles tétanisés. Ces produits agiraient sur les plaques nerveuses terminales, les irriteraient et détermineraient la contraction des muscles volontaires, violente et douloureuse qui caractérise le tétanos. Ces mêmes matériaux de désintégration du tissu musculaire, repris par la circulation contribueraient à exalter le pouvoir réflexe de la moelle et à entretenir la maladie. (Art. Tétanos du Dict. encycl.).

Dans cette théorie il y a 3 points à bien mettre en relief :

1° La présence dans les muscles tétanisés de produits de désintégration musculaire ;

2° L'action directe de ces produits sur les plaques nerveuses terminales, d'où contractions musculaires ;

3° Enfin la pénétration de ces produits dans le sang et par suite l'irritation réflexe de la moelle.

Si on admet cette production de principes anormaux,

on conçoit très bien leur action irritante sur les plaques nerveuses terminales. Mais la sécrétion de ces produits de désintégration suppose les contractions musculaires, puisque d'après la théorie, ils prennent naissance dans les muscles déjà tétanisés; ils sont donc effet : quelle sera alors la vraie cause du tétanos?

III. Théorie humorale. (*Dufouart*, *Larrey*, *Travers*, *Rose*, *Billroth*...) — La cause déterminante du tétanos est une altération du sang, et cette altération est due à une substance toxique, qui, provenant de la suppuration de la plaie ou mêlée à elle, est introduite dans la circulation, arrive au contact de la substance grise de la moelle et de la protubérance, et agit sur elle à la manière de la strychnine et de la brucine.

D'après cette théorie, les phénomènes tétaniques sont donc la manifestation extérieure d'une excitation réflexe de la protubérance et de la moelle irritées par un poison.

Ainsi énoncée, la théorie rend compte d'une manière satisfaisante de tous les phénomènes tétaniques. Mais la difficulté commence lorsqu'il s'agit du poison tétanique cause de tous les phénomènes observés.

Et d'abord, la théorie suppose une substance toxique provenant de la plaie en suppuration ou mêlée à elle. Or, il s'en faut que toutes les plaies donnant naissance au tétanos suppurent; cet accident est même rare aujourd'hui. Ne voit-on pas cependant le tétanos se développer à la suite de la plaie la plus insignifiante, rapidement guérie et sans suppuration, ou d'une plaie chirurgicale pansée avec toute les rigueurs de l'antisepsie? Aussi, reconnaissant que la suppuration n'est pas nécessaire pour donner naissance au poison tétanique, on a dit (Richarson, Simpson, Billroth) que ce poison provenant de la plaie, s'y formait soit sous des influences locales, comme l'attrition ou la décomposition, soit sous une influence générale telle que l'encombrement des blessés. Mais quand ces deux conditions manquent, comme par exemple, dans un cas de tétanos survenant à la suite d'une piqûre d'aiguille, sans attrition et décomposition par conséquent, ou bien chez un malade opéré dans une chambre spacieuse, bien aérée et loin de tout encombrement, comment expliquer l'origine du poison?

D'autre part, si pour prendre naissance, le poison a besoin d'une plaie, suppurante ou non, insignifiante ou grave, simple ou compliquée, comment expliquer les cas de tétanos qui surviennent en dehors de toutes ces conditions? je veux parler du tétanos spontané. Dans ce cas on a incriminé le froid dont l'influence sur le corps en sueur supprimerait les fonctions cutanées, causerait la rétention des produits excrétés par la peau et provoquerait une septicémie autochtone comme la suppression de la fonction rénale amène les accidents urémiques.

On retomberait alors dans la théorie de Martin de Pedro : inutile d'y revenir.

D'autres ont pensé tourner la difficulté en soutenant que le tétanos spontané n'existe pas ; que dans tous les cas il y avait à l'origine une plaie, mais celle-ci tout à fait insignifiante a passé inaperçue. On comprendrait à la rigueur que s'il ne s'agissait que d'un très petit nombre de cas de tétanos spontané, la plaie, malgré une minutieuse recherche, eût pu passer inaperçue ; mais quand il est question de faits relativement si nombreux, il est difficile de supposer que, surtout l'esprit étant prévenu, on n'arrive pas à trouver la plaie, si plaie il y a, et si insignifiante soit-elle. Comme on ne peut rayer le tétanos spontané, et comme d'autre part, on ne peut pas toujours l'expliquer par le froid, ni par la présence d'une plaie, mieux vaut se contenter de dire que la théorie en question, telle qu'elle est exposée, est insuffisante à rendre compte du tétanos spontané.

Ce n'est pas à dire cependant qu'il faille complètement laisser de côté la théorie humorale. L'existence d'un poison tétanigène paraît bien démontrée aujourd'hui, puisqu'on peut reproduire expérimentalement le tétanos. Deux cas alors pourraient se présenter : ou bien le poison est sécrété par le microbe du tétanos, ou bien le poison prend naissance en dehors du microbe : théorie des ptomaïnes.

On sait que le microbe du tétanos, tout à fait local, cantonné dans la plaie initiale, ne produit pas par lui-même les phénomènes tétaniques; mais il sécrète des toxines, de violence variable, dont la diffusion dans l'économie provoque les contractures. Ceci ne peut s'appliquer qu'aux cas de tétanos traumatiques.

Pour ce qui concerne l'explication du tétanos spontané, on pourrait faire intervenir les ptomaïnes qui possèdent une puissance toxique considérable et déterminent, à doses infinitésimales, l'irrégularité et la fréquence du pouls, la stupeur, les spasmes. Resterait seulement à trouver une cause à la production de ces ptomaïnes.

Quoi qu'il en soit, l'hypothèse que le tétanos est le résultat d'un empoisonnement, permet d'expliquer tous les phénomènes observés.

IV. Théorie nerveuse (Vulpian, Verneuil, Brown-Séquard, Richelot, etc...). — Avec cette théorie, le tétanos est un réflexe pathologique ayant pour point de départ une irritation nerveuse périphérique, pour condition une suractivité fonctionnelle des parties supérieures de la moelle, et pour effet des contractures musculaires avec ou sans élévation de température.

M. E. Mathieu (*Dic. Encyc. des Sc. méd.*) a fait à la théorie nerveuse les objections suivantes :

1° « Si le tétanos est dû à une sensibilité exagérée de la substance grise de la moelle, pourquoi cette exagération ? Serait-ce par suite de la congestion médullaire ? Giraldès l'a soutenu, mais n'est-ce point prendre l'effet pour la cause ? »

La congestion médullaire ne saurait en effet expliquer l'exagération de la sensibilité de la substance grise de la moelle : la meilleure preuve qu'on en puisse donner est l'absence fréquente de cette congestion, puisque les autopsies sont là pour prouver que les lésions de la moelle manquent au moins aussi souvent qu'elles existent. Mais si on admet que le tétanos est le résultat d'un empoisonnement, ne peut-on pas considérer le poison tétanique comme la cause de cette exagération de la substance grise de la moelle ?

2° « Pourquoi la localisation de cette suractivité excito-motrice vers la protubérance et les parties supérieures de la moelle? Les symptômes de la maladie, trismus, dysphagie, hyperthermie surtout l'exigent, mais quelle raison en donner? »

La localisation de cette suractivité excito-motrice aux parties supérieures de la moelle, n'a pas du tout été imaginée pour expliquer les symptômes : elle existe parce que le poison tétanigène, cause des accidents, porte son action spécialement sur ces parties de la moelle. Personne ne conteste la localisation du curare et son mode d'action curieux : dira-t-on en pareille circonstance, que c'est parce que les phénomènes respiratoires l'exigent que le curare se localise ainsi? Pourquoi alors ne pas admettre l'action ainsi localisée du poison tétanigène, tout comme on admet, sans l'expliquer davantage, l'action du curare?

3° « Comment enfin expliquer la rareté du tétanos, comparée au grand nombre de plaies? Par une prédisposition individuelle, a-t-on dit; mais, qu'est-ce qui le prouve en dehors de l'apparition des accidents? »

Je ne trouve pas cette objection suffisante pour faire abandonner l'idée d'une prédisposition individuelle, et, parce que celle-ci, en dehors des phénomènes tétaniques ne peut pas être saisie sur le vif, il ne s'ensuit pas qu'elle n'existe pas. Encore une comparaison : voici deux sujets, l'un issu de parents tuberculeux, l'autre de parents exempts de toute tare morbide. Ils arrivent tous deux jusqu'à l'âge de 20 ans, je suppose, jouissant d'une santé également parfaite, et sans que rien ne permette de découvrir, pas même de soupçonner, chez l'un pas plus que chez l'autre, la moindre trace de tuberculose. Soumis à la même influence pathologique, un refroidissement par exemple, le premier devient tuberculeux et le second reste indemne. Niera-t-on la prédisposition pour le premier ?

Et cependant jusques avant l'apparition des accidents, rien n'était venu la révéler au dehors. Tout comme pour la tuberculose, on peut donc admettre une prédisposition individuelle en faveur du tétanos; et, puisque cette prédisposition est souvent également obscure et latente, pourquoi se montrer sévère dans un cas et indulgent dans l'autre?

Ces réserves faites, je conclus avec M. Mathieu : « la doctrine qui rattache le tétanos à une exagération de la puissance réflexe de la moelle est complètement satisfaisante » ; je supprime seulement la dernière partie de sa phrase: « sauf en ce qui concerne la cause première encore inconnue de cette suractivité » ; puisque dans ma pensée cette suractivité est due à l'action sur les centres bulbo-médullaires du poison tétanigène.

Voici les différentes théories sur le tétanos sommairement passées en revue.

Je laisse de côté la théorie musculaire. A la théorie humorale j'emprunte le fait de la production d'un poison tétanigène; j'accepte entièrement la théorie nerveuse, avec les modifications que j'ai indiquées; et, à l'aide de ces données, je voudrais essayer maintenant de formuler une hypothèse qui me permette de justifier le titre de ma thèse.

Je pars d'abord de ce fait qu'il existe une prédisposition individuelle spéciale au tétanos. S'il en était autrement, comment comprendrait-on que de deux ou plusieurs blessés, victimes du même traumatisme, et placés ensuite dans des conditions identiques d'hygiène, de température et de pansement, un seul devienne tétanique, alors que les autres restant indemnes guérissent normalement de leur blessure ?

Cette prédisposition admise et assimilée à un état pathologique antérieur, voici comment j'explique les phénomènes ultérieurs.

Sous l'influence d'une cause traumatique quelconque (tétanos traumatique) ou d'une cause non traumatique également quelconque (tétanos spontané), il se produit au point où s'est exercée l'action de la cause, un lieu de moindre résistance, suivant l'expression du professeur Verneuil. Ce lieu de moindre résistance créé, et plus ou moins étendu, suivant l'intensité de la cause productrice, il arrive que, en ce point, les cellules irritées sécrètent anormalement. Le produit de cette sécrétion est un poison, qui, excitant d'abord les plaques nerveuses terminales peut déterminer localement des secousses convulsives (ce qui expliquerait les spasmes localisés qu'on observe quelquefois dans le tétanos). Mais ce poison ne reste pas cantonné au lieu de moindre résistance : il passe rapidement dans le sang et arrive au contact des centres bulbo-médullaires qu'il excite, et suivant son intensité toxique, détermine un tétanos grave ou léger.

Pour que mon hypothèse puisse s'appliquer à tous les cas, j'admets que le poison tétanigène est exclusivement produit par l'économie, car s'il était le résultat de la pénétration d'un microbe dans les tissus, on serait loin de pouvoir expliquer tous les cas, par exemple :

1° Les cas de tétanos spontané dont les symptômes sont absolument semblables à ceux du tétanos traumatique : le microbe, en effet, ne saurait pénétrer dans les tissus sans porte d'entrée ;

2° Tous les cas de tétanos résultant d'une plaie opératoire, où l'on a lieu de supposer que les instruments ne sont pas souillés par le bacille tétanique ;

3° Enfin, si comme on l'admet aujourd'hui, le microbe tétanigène vient du sol ou est transmis à l'homme au moyen du cheval, resteraient encore inexpliqués les cas assez nombreux où le tétanos survient en dehors de ces deux conditions.

En résumé : chez un sujet prédisposé, une cause, de nature quelconque, établit un lieu de moindre résistance où les cellules sécrètent une substance toxique qui agit localement d'abord et bientôt concentre son action sur les centres bulbo-médullaires dont l'excitation se manifeste au dehors par les phénomènes tétaniques.

Ainsi conçue, cette hypothèse présente tout d'abord l'avantage de supprimer les nombreuses variétés de tétanos qu'on a coutume de décrire : tétanos traumatique ; tétanos spontané ; tétanos des femmes en couches ; tétanos des nouveau-nés ; tétanos des pays chauds. Il ne resterait plus alors qu'un seul tétanos, toujours identique à lui-même, toujours produit par la même cause, et on pourrait le définir :

Un réflexe pathologique ayant pour point de départ la sécrétion, en un point quelconque et spécialement préparé de l'économie, d'un poison tétanigène ; pour condition l'action de ce poison sur les centres bulbo-médullaires dont il détermine ainsi une suractivité fonctionnelle, et pour effet ordinaire des contractures musculaires avec ou sans élévation de température.

Ainsi donc, il n'y a qu'un seul tétanos. Mais, tout ainsi que la fièvre typhoïde par exemple, une dans sa nature, peut revêtir cliniquement des formes différentes, de même le tétanos, un dans son essence, ne se manifeste pas toujours de la même façon. Toutefois, ses modalités cliniques sont peu nombreuses puisqu'on peut très aisément les ramener à deux : les indiquer brièvement sera suffisant pour expliquer le titre de ma thèse.

En faisant les nombreuses recherches qu'a nécessitées la rédaction de ce travail, et en dépouillant avec soin de non moins nombreuses observations, j'ai été frappé souvent du fait que voici : Au début, le tétanos se manifeste en général, soit par des symptômes d'excitation bulbaire, soit par des symptômes d'excitation médullaire. Mais au bout de peu de temps, les deux sortes de signes coexistent. Toutefois, il peut arriver que les symptômes restent exclusivement bulbaires ou à peu près exclusivement médullaires. Je dis à peu près exclusivement médullaires, car, pour si intenses que soient ces derniers, ils s'accompagnent ordinairement de quelques légers troubles bulbaires. D'ailleurs les cas de tétanos avec phénomène purement médullaire sont rares. Je n'en connais que deux exemples : celui de Dupuytren où il n'y avait que de la gêne de la déglutition, et celui de Cane (1876) où les symptômes bulbaires étaient simplement bornés à une gêne légère de la respiration.

Quoi qu'il en soit de ces faits, et quelle que soit l'explication qu'on en veuille donner, on ne saurait nier, cliniquement, étant donné un cas de tétanos, qu'il y a prédominance de symptômes bulbaires ou prédominance de symptômes médullaires : ce qui m'a fait supposer que le poison tétanigène exerçait d'abord spécialement son action sur la moelle ou sur le bulbe. Cette action ne reste pas longtemps ainsi localisée ; elle s'étend progressivement aux deux centres nerveux, restant toutefois plus intense au point où elle s'est primitivement exercée ; ce qui explique que dans tout tétanos il y a prédominance de symptômes bulbaires ou médullaires.

D'autre part, je pense que le poison tétanigène peut n'agir exclusivement que sur la moelle ou le bulbe : on comprend alors pourquoi il peut y avoir tétanos avec symptômes purement bulbaires ou tétanos avec symptômes exclusivement médullaires.

D'après ceci, il me semble que tout en restant fidèle à cette supposition que, le tétanos est un de sa nature, on pourrait le diviser en deux grandes classes :

a) Tétanos médullaire.

b) Tétanos bulbaire.

Pour qu'il y ait tétanos bulbaire ou tétanos médullaire il n'est pas nécessaire qu'il n'y ait que des symptômes d'excitation bulbaire à l'exclusion de tout symptôme médullaire, ou réciproquement ; il suffit qu'il y ait simplement prédominance des symptômes bulbaires sur les symptômes médullaires, ou vice versa.

Du tétanos médullaire, je ne dirai rien.

Quant au tétanos bulbaire, il a pour signes principaux : le trismus, les troubles dysphagiques et quelquefois hydrophobiques, les troubles respiratoires et la paralysie faciale. Comme symptômes accessoires il présente les contractures musculaires plus ou moins étendues qu'on a coutume d'observer dans le tétanos.

Parmi les symptômes principaux, tous n'ont pas la même fréquence, ni la même importance. Le trismus, la dysphagie, les troubles respiratoires sont pour ainsi dire constants. Leur intensite est variable pour chaque cas particulier : c'est ainsi qu'on peut observer des troubles dysphagiques très prononcés avec un trismus et des troubles respiratoires peu accentués; ou bien au contraire, on observera surtout des troubles respiratoires et du trismus; ce qui a fait décrire plusieurs variétés dont la plus connue est la forme dysphagique bien étudiée par M. le professeur Verneuil. L'hydrophobie et la paralysie faciale sont plus rares et d'importance secondaire.

Ces données posées, on concevra que l'expression tétanos bulbaire ait un sens plus large que celle-ci : tétanos céphalique ; et, par suite, qu'il ne soit pas nécessaire de la faire suivre d'un qualificatif quelconque puisqu'elle les comprend tous.

DEUXIÈME PARTIE

OBSERVATIONS

Observation I (Personnelle ; 1891). — *Tétanos traumatique avec paralysie faciale et troubles de la respiration et de la déglutition. Au début, contractures localisées à la tête et s'étendant ensuite progressivement à tout le corps. Guérison au bout de 68 jours. — Récidive à la suite d'une piqûre de vaccine ; mêmes phénomènes que précédemment, auxquels s'ajoutent des symptômes de tuberculose pulmonaire. Guérison.*

L..., Paul, 24 ans, entré le 25 avril 1891, à l'hôpital Beaujon, service de M. le Dr Gombault. Petit, maigre, il a une apparence souffreteuse.

Il n'a pas d'antécédents héréditaires morbides. Sa mère est morte à 50 ans de la fièvre typhoïde et son père, âgé de 60 ans, se porte bien. Deux de ses frères sont morts à 20 et 21 ans de phtisie causée par l'épuisement et la misère ; trois autres frères ainsi que trois sœurs sont bien portants.

Lui-même a été assez éprouvé dans sa jeunesse. A 7 ans une dysenterie de longue durée et abondante le mène à deux doigts de la mort. Après une convalescence longue, sa santé se rétablit peu à peu et depuis elle a été assez bonne. Toutefois, il tousse facilement, et de temps à autre, il a, la nuit, des sueurs profuses coïncidant avec des alternatives de constipation et de diarrhée. Cependant, ses poumons explorés avec le plus grand soin ne révèlent aucune trace de tuberculose.

Au mois de janvier 1891, il entre une première fois à l'hôpital Beaujon dans le service de M. le Dr Gombault, pour une fièvre typhoïde légère. Guéri au bout de 15 jours, il quitte l'hôpital et embrasse la profession de garçon laitier.

Peu de temps après (12 avril), il montait au fenil pour faire tomber de la litière, lorsque l'échelle, mal assujettie contre le mur, tourne et le précipite d'une hauteur de 3 m. 50 environ. Dans cette chute, la face vient heurter le sol détrempé en ce moment par la pluie et souillé de boue mélangée à de nombreux crottins de cheval. Il en résulte à la région sourcilière droite une plaie exactement parallèle à l'arcade sourcilière, située à quelques millim. au-dessus du sourcil et commençant en dedans à peu près au niveau de la racine du nez pour dépasser en dehors de un centimètre au moins la queue du sourcil, et finir en s'inclinant légèrement vers l'os de la pommette, d'où production d'une balafre assez grande à concavité inférieure. L'hémorrhagie est abondante et le malade perd connaissance. Transporté sur de la paille, de nombreuses affusions d'eau froide le ramènent à lui.

Après, conduit à l'hôpital Beaujon, sa plaie est nettoyée, suturée avec 5 points aux crins de Florence et protégée par un pansement antiseptique. Ensuite le malade est renvoyé. Ceci se passait le lundi.

Le jeudi, au lieu de venir se faire panser à l'hôpital, ainsi qu'on lui avait conseillé, il mande un médecin.

Celui-ci ne pouvant enlever le pansement qui est adhérent, ordonne un cataplasme de farine de lin, revient le lendemain, et facilement alors il défait le pansement, ce qui donne issue à quelques gouttes de pus. Il enlève en même temps les points de suture, et fait mettre sur la plaie qui est à peu près cicatrisée, un cataplasme de farine de lin.

Au niveau de la plaie, le malade n'éprouve pas de douleurs. Toutefois, dès le 2e jour de l'accident, il a constaté que la mastication était difficile; en même temps, il ressentait une douleur sourde dans la région du masséter, douleur qu'il attribuait à la violence du traumatisme et dont il ne se préoccupe pas autrement.

Les jours suivants cette douleur augmenta en même temps que s'accrut la difficulté pour ouvrir la bouche, qui, dit le malade, devenait raide et pesante à ouvrir, au point que l'introduction d'une bouchée de pain, même peu volumineuse, était très laborieuse.

20 avril, 8e jour après l'accident. La plaie est complètement cicatrisée, mais la contracture a augmenté, si bien que le malade peut à peine desserrer les dents.

Le 21. La contracture augmente toujours.

Nuit très mauvaise. A peine quelques instants de sommeil troublé par de pénibles cauchemars. Le malade se sent la tête lourde, douloureuse au niveau de la région fronto-temporale droite : il est abattu, inquiet, essoufflé, tourmenté et cherche sans cesse dans son lit une place où il pourra enfin se reposer. Vers le matin cependant, un sommeil un peu plus long et plus calme lui apporte quelque soulagement.

Le 22. A son réveil le malade constate que la contracture est absolue : il lui est impossible d'ouvrir la bouche, et sent ses dents inférieures poussées contre les supérieures. Très inquiet, il était dans son lit à se tourmenter lorsqu'à 8 heures du matin, il sent, surtout à droite, une violente secousse dans la mâchoire inférieure qui est violemment serrée contre la mâchoire supérieure. En même temps se déclare une céphalalgie violente, surtout à droite, dans les régions frontale et pariétale.

Cet état dure environ dix minutes. Au bout de ce temps le malade se sent tout à fait bien ; mais on lui fait remarquer et il le constate lui-même, que sa bouche est déviée à gauche, déviation qui a toujours persisté depuis et qui n'existait absolument pas avant cette crise. En même temps, la salive coule abondamment.

A ce moment, un autre médecin appelé, ordonne une potion au chloral. Le malade en prend deux cuillerées, et bientôt après il peut goûter un sommeil de deux heures, calme, sans cauchemars. A son réveil il est abattu, inquiet, mais ne souffre pas.

Pas de nouvelles crises dans la journée.

Vers le soir, le malade va un peu mieux ; la contracture étant moindre il peut desserrer légèrement les dents et aspirer ainsi une tasse de lait. Le matin on avait dû faire passer la potion entre les interstices dentaires.

Sur ces entrefaites, le premier médecin étant revenu voir son malade, lui conseille de suspendre le chloral ; conseil volontiers suivi, vu la très grande répugnance du malade pour le médicament.

Les 23 et 24. Même état. Le malade ne souffre pas ;

mais la maladie n'allant ni mieux ni plus mal, il envoie sa femme consulter M. Gombault qui lui conseille de le faire entrer à l'hôpital.

Le 25. Le malade entre à l'hôpital. Petit, maigre, chétif, il n'a pas l'air très robuste. Il est inquiet et dit qu'il va mourir. Cette idée de mort l'a d'ailleurs hanté tout le temps de sa maladie.

L'aspect de la figure attire tout d'abord l'attention. Elle offre une asymétrie manifeste : la moitié droite étant abaissée et portée en avant, et la gauche déviée du même côté et élevée.

A gauche, l'expression est à la fois sardonique et féroce. Les rides du front sont très accentuées ; l'œil est à demi fermé et ne peut s'ouvrir ; le lobule du nez, dévié, est légèrement attiré en haut ; également, la commissure labiale est fortement déviée et portée en haut ; en même temps les lèvres entr'ouvertes, laissent voir les dents, ce qui donne au malade un air féroce ; et par cette ouverture la salive s'écoule constamment.

A droite, les plis du front sont complètement effacés ; l'œil fixe, hagard, est grand ouvert et les larmes coulent sur la joue ; le sillon labio-nasal a disparu ; la narine est tellement déprimée qu'elle vient au contact de la cloison : la joue est flasque, mais non soulevée dans les mouvements respiratoires ; les lèvres sont étroitement collées l'une à l'autre. Cette moitié droite de la figure exprime la terreur portée à l'extrême.

Les mâchoires sont au contact l'une de l'autre, sans qu'il y ait possibilité pour le malade de les écarter de plus de quelques millimètres ; le contact est surtout prononcé à droite, où le malade sent sa mâchoire inférieure pressée contre la supérieure.

La plaie est complètement guérie.

La parole est difficile parce que le malade ne peut ouvrir la bouche et qu'il ne peut remuer les lèvres que du côté droit ; mais, cette difficulté de la parole n'est pas due à la paralysie de la langue, puisque le malade la porte très bien d'un côté à l'autre de la bouche. La sensibilité linguale est normale, aussi bien pour les sensations tactiles que pour les impressions sapides.

La pression au-devant de l'articulation temporo-maxillaire détermine à droite une douleur assez intense ; elle ne produit rien à gauche.

La palpation permet de reconnaître que les deux masséters sont fortement contracturés ; toutefois le masséter droit est plus tendu.

Pas de raideur dans les muscles du cou et de la nuque ; pareillement, tous les autres muscles du corps sont libres.

La respiration se fait bien ; le pouls est bon, normal comme fréquence ; les selles sont régulières : les urines, normales comme quantité, sont un peu foncées ; examinées, elles ne contiennent pas d'albumine.

En présence de phénomènes si nets du côté de la face, et de contractures si limitées (les deux masséters sont pris), M. Gombault pose le diagnostic de paralysie faciale. Doit-elle être imputée au froid ou au traumatisme ? M. Gombault se rallie plutôt à la première hypothèse et prescrit deux séances d'électricité. Il allait s'éloigner lorsque le malade attire l'attention sur un phénomène important.

Il se plaint d'avoir depuis quelques jours de la difficulté pour avaler. Cette difficulté n'est pas constante, et, lorsqu'elle se produit, les liquides, car toute alimentation solide est impossible, après avoir franchi l'isthme du gosier, provoquent un spasme douloureux du pharynx ; en même temps il y a de la difficulté pour respirer ; puis, au bout d'un temps très court, moins d'une minute, les liquides sont rejetés par le nez, refluent par la bouche ou bien la déglutition s'achève. Aussitôt, la respiration redevient calme et tout rentre dans l'ordre.

On présente alors au malade une tasse de lait, il en aspire péniblement (du côté gauche de la bouche) quelques gorgées qui passent bien. On désespérait de voir se produire le phénomène que le malade venait de signaler, lorsque tout à coup, sous l'influence d'une gorgée prise plus vite que les précédentes, une crise se déclare. Un hoquet se fait entendre et le malade se trouve dans l'état de quelqu'un qui a avalé de travers : sa figure devient vultueuse ; l'œil droit est turgescent, on ne peut voir le droit qui est presque fermé ; la respiration s'arrête ; le larynx est projeté en avant et de chaque côté de lui se produit une dépression très marquée ; bref, l'aspect du malade est terrifiant ; heureusement pour lui cet état ne dure pas.

Le liquide néfaste est rejeté en partie par le nez, en partie par la bouche ; une inspiration profonde et bruyante se fait entendre et la crise est finie.

Pendant ce temps il n'y a pas eu de trismus, on n'a pas vu se contracter les masséters ; d'ailleurs le malade dit très bien qu'il n'a pas senti ses mâchoires se serrer comme lors de la première crise. Mais, chose curieuse, tous les phénomènes de paralysie et de déviation du côté de la face se sont accentués et ont donné au malade, d'une façon très nette, l'aspect d'un hydrophobique.

En présence de ce symptôme nouveau, M. Gombault se ravise, et, tenant compte des commémoratifs : chute dans un endroit souillé par des excréments de chevaux, plaie ; de la marche des accidents ; du trismus remontant déjà à quelques jours, et de ces troubles de la respiration et de la déglutition, il dit qu'on pourrait bien se trouver en présence d'un cas de tétanos. Toutefois, ce dernier se présente dans des conditions si bizarres qu'il se réserve d'attendre la marche ultérieure de la maladie pour porter un diagnostic définitif. En conséquence il prescrit : électrisation des parties malades ; sirop de morphine à l'intérieur.

L'électrisation n'est pas douloureuse ; faite en différents points, les muscles réagissent normalement. Pas d'autres crises dans la journée. Le malade peut absorber quelques tasses de lait. Même état abattu. Le soir, température : 37°,6. Nuit mauvaise, agitation, peu de sommeil, encore est-il troublé par des cauchemars.

26 avril. Deux séances d'électricité. Pas de crises ; la déglutition se fait bien et la respiration est normale. La contracture des massèters est permanente ; en outre, le malade accuse un peu de raideur lorsqu'il veut remuer la tête.

Pas de fièvre ; pouls normal. Nuit semblable à la précédente.

Le 27. L'électricité ne produit aucun résultat ; les

parties paralysées sont dans le même état et la contracture des masséters augmente toujours. Le diagnostic de tétanos se confirme : en conséquence le chloral est donné au malade à la dose de 6 grammes par jour.

A partir de ce moment, le chloral n'a jamais été suspendu jusqu'à la complète guérison du malade, et, avec les injections sous-cutanées de morphine, il a constitué tout le traitement, le malade n'ayant été ni entouré d'ouate afin d'être maintenu à une température toujours égale, ni isolé. Au contraire, il se trouvait placé dans la salle de beaucoup la plus bruyante de l'hôpital Beaujon, espèce de couloir situé sur la cour entre l'office d'un côté et l'escalier de l'autre, ouvert à tout le monde et presque continuellement, ce qui en fait plutôt un lieu de passage qu'une salle de malades.

Le 28. Les troubles de la déglutition deviennent assez fréquents, et en même temps apparaît une difficulté assez notable de la respiration.

La nuque est prise complètement, douloureuse, de sorte que la tête est immobile. A la partie antérieure du cou, les muscles sont indemnes, sauf les deux sterno-cléido-mastoïdiens qui se dessinent sous la peau, et qu'on sent durs, surtout à leur partie inférieure.

Le trismus et la paralysie faciale sont dans le même état. Pas de fièvre ; pouls normal ; miction et défécation normales.

29 avril-9 mai. Rien de bien saillant à noter. Les parties contracturées restent dans le même état, sans redoublements convulsifs.

Les troubles de la déglutition et de la respiration s'accentuent davantage et deviennent plus fréquents. Ils se produisent quelquefois spontanément alors que le malade est bien tranquille, ou le plus souvent lorsqu'il essaye de boire. Pendant ces spasmes la figure devient grimaçante et prend l'aspect hydrophobique dont j'ai déjà parlé. Mais ces symptômes hydrophobiques ne sont pas primitifs ; ils sont subordonnés aux spasmes du pharynx et ne sont pas provoqués par la vue du liquide. Au contraire, le malade a presque toujours un verre de lait à la main, fait des efforts désespérés pour boire, et ce n'est qu'après que le pharynx irrité par le contact du lait, est devenu spasmodique, que le facies hydrophobique apparaît ; dans l'intervalle de ces accès convulsifs, la déglutition se fait parfaitement.

Les contractures gagnent progressivement les muscles du dos. Par suite, la nuque et le dos étant rigides, la tête est en extension permanente et même légèrement renversée en arrière. Les muscles des membres et du thorax restent indemnes. Température oscillant entre 37°,6 et 38°, pouls régulier : 80 à 96. Urines et selles normales.

Le 10. La nuit précédente a été particulièrement agitée et cette agitation continue au moment de la visite.

Dans la matinée, crise absolument semblable, dit le malade, à celle du 22 avril, mais moins forte : c'est la deuxième depuis le commencement de la maladie. Cette crise, à laquelle j'ai assisté, a duré environ trois minutes. Elle a débuté par des mouvements convulsifs très précipités du côté gauche de la face qui est devenue horriblement grimaçante ; puis le trismus s'est accentué et tous les muscles contracturés sont devenus très raides. Mais il n'y a pas eu d'accès de suffocation, la respiration se faisait librement. La contracture des muscles de la nuque et du dos est complète et permanente.

Il semble que la paralysie faciale droite soit plus accentuée; en tout cas l'écoulement de la salive est plus abondant et la difficulté de la parole plus grande.

Gêne de la déglutition assez marquée; elle se fait sentir même en dehors des spasmes du pharynx. Température : 37°,8. Pas de troubles de l'intelligence; du reste il n'y en a jamais eu pendant tout le cours de la maladie.

Le 11. Aggravation notable. La nuit a été très mauvaise : une crise analogue à celle d'hier, plus violente peut-être et compliquée en outre de spasmes laryngiens, de sorte que la respiration était très pénible. Deux autres crises dans la journée, une seule accompagnée de gêne de la respiration, mais sans spasmes du larynx.

Il y a donc chez notre malade, quatre espèces de crises :

1° Spasmes limités au pharynx et au larynx. Quelquefois ils surviennent sans cause appréciable ; le plus souvent ils sont déterminés par des tentatives de déglutition que fait le patient. Très courtes en général, ces crises s'accompagnent de grimaces de la figure rappelant le facies hydrophobique. Pendant ce temps la respiration est suspendue et le malade se cyanose rapidement.

2° Crises plus longues, très douloureuses, consistant en spasmes convulsifs de tous les muscles contracturés, avec renversement de la tête en arrière. Elles ne s'accompagnent pas de gêne notable de la respiration. Pas de cyanose.

3° Mêmes crises avec difficulté de la respiration sans spasmes du larynx. Cyanose légère.

4° Enfin, il y a des crises généralisées à tous les muscles contracturés, avec opisthotonos plus accentué, difficulté notable de la respiration par suite des spasmes laryngiens; cyanose rapide et facies hydrophobique.

J'insiste encore sur ce fait que les phénomènes hydrophobiques paraissent dépendre des spasmes du pharynx sous l'influence desquels le malade fait de rapides tentatives de déglutition. Celle-ci n'aboutit pas et alors apparaissent les grimaces de la figure. Comme ces spasmes avec hydrophobie se produisent surtout lorsque le malade avale un liquide quelconque, il est probable que lorsqu'ils surviennent spontanément en apparence, ils sont déterminés par l'arrivée dans le pharynx de quelques gouttes de salive. Toutefois je rappelle que la déglutition des liquides, possible encore en dehors de ces spasmes, ne les provoque pas toujours.

Actuellement la déglutition est devenue presque impossible parce que le trismus s'est accentué d'une façon notable et aussi parce que les liquides dès qu'ils arrivent au contact du pharynx déterminent un spasme et sont rejetés par le nez. Aussi on donne des lavements nutritifs au malade.

Le chloral, porté à la dose de 10 grammes, est également donné en lavements. Injections sous-cutanées de morphine.

L'état des muscles contractés est sensiblement le même et les contractures ne se sont pas généralisées davantage. Toutefois le malade accuse une certaine raideur dans les lombes et dans les jambes, cependant les muscles de ces régions ne sont pas tendus et le malade peut facilement remuer les jambes.

La respiration, en dehors des crises où elle est troublée, est normale comme fréquence; mais de temps à autre elle est entrecoupée de profonds soupirs. Ce sont de grandes inspirations; on dirait que le malade a besoin pour respirer de faire appel à tous les muscles de la respiration. Pas de fièvre : 37°,5. Pouls, 100.

Le 12. Nuit très mauvaise; 5 crises générales; 3 autres dans la journée. Le malade est désespéré; il dit qu'il va mourir, veut se lever et partir; on a toutes les peines du monde à le décider à rester à l'hôpital. De fait, son état s'est singulièrement aggravé. La contracture a fait de grands progrès. Trismus complet.

Cou. — Les muscles de la nuque sont extrêmement tendus et la tête est continuellement en attitude d'opisthotonos léger devenant plus accentué au moment des crises. A la partie antérieure il n'y a que les sterno-cléido-mastoïdiens de pris.

Tronc. — Contracture complète en arrière. En avant les grands pectoraux sont légèrement contractés; on les voit parfaitement se dessiner sous la peau. Aux lombes, la contracture commence mais n'est pas encore très accentuée, puisque aidé, le malade peut encore s'asseoir, péniblement il est vrai, dans son lit.

L'abdomen est tendu, tympanique à la percussion. On sent très bien tous les muscles, surtout les droits antérieurs durs et contractés.

Le diaphragme ne paraît pas pris; son jeu est assez

normal. Les muscles des membres sont indemnes. Toutes ces contractures sont permanentes; elles augmentent lors des crises. La miction et la défécation se font normalement. Température : 37°,9 ; pouls 96 ; respiration 23. Traitement : chloral 10 gr. ; 2 injections sous-cutanées de morphine.

Le 13. Le malade est tout à fait mal : 7 crises la nuit, 4 autres dans la journée. Ces crises, outre qu'elles sont plus nombreuses, sont surtout plus longues. Une entre autres a été très violente pendant laquelle le corps tout entier, secoué d'abord par des mouvements convulsifs, fut ensuite légèrement recourbé en arrière. Toutes s'accompagnent de troubles marqués de la respiration ; le malade est cyanosé et sa figure couverte de nombreuses gouttes de sueur.

Dans l'intervalle de ces crises, la contracture musculaire est permanente, de sorte que le malade couché sur le dos est absolument immobile dans son lit.

Le trismus est absolu : le malade ne peut plus parler et lorsqu'ils essaye on n'entend qu'un grognement inintelligible. Toute déglutition étant devenue impossible, on alimente le malade au moyen de lavements nutritifs.

Hier et aujourd'hui il n'y a pas eu de spasmes limités au pharynx et au larynx.

Sialorrhée très abondante et écoulement continuel des larmes par l'œil droit.

La contracture est absolue dans tous les muscles du tronc sauf à la partie antérieure, aussi le malade est absolument immobile, et pour le changer de position on est obligé de le soulever tout d'une pièce.

Les muscles des membres inférieurs, surtout les postérieurs, commencent également à être légèrement contracturés. Le ventre est dans le même état qu'hier.

Le malade n'a pu uriner seul, on est obligé de le sonder; la défécation est encore possible.

La difficulté de respirer est continuelle ; la respiration est plus fréquente et courte ; aussi le malade est assez fortement cyanosé et tout à fait triste et abattu. En somme son état est devenu très alarmant.

Même traitement.

Le 14. Légère amélioration : 3 crises la nuit (au lieu de 7) et deux autres dans la journée (au lieu de 4).

Ventre toujours très tendu. On continue à sonder le malade. Les contractures sont aussi fortes que la veille, mais elles sont un peu moins douloureuses, sauf aux membres inférieurs dont les muscles postérieurs sont un peu plus énergiquement contracturés.

Même traitement.

Le 15. Trois crises encore dans la nuit, deux assez fortes, une très courte ; une seule assez légère dans la journée.

La contracture est un peu moindre pour les muscles de la nuque et du dos ; au ventre et aux membres postérieurs elle est toujours assez accentuée, de même aux grands pectoraux, ce qui rend difficile certains mouvements des membres supérieurs, dont les autres muscles sont indemnes. On est encore obligé de sonder le malade.
Même traitement.

Le 16. Deux crises la nuit, une autre dans la journée.

L'état de la contracture est le même ; cependant, le

malade dit que ses dents lui paraissent moins serrées. On est encore obligé de sonder le malade. Même traitement.

Le 17. La nuit a été sensiblement meilleure, le malade a pu dormir un peu ; une seule crise, pas d'autres dans la journée.

Le malade a pu uriner seul ce matin.

Le 18. Amélioration assez sensible. Pas de crise ni la nuit ni le jour. La contracture est un peu moins prononcée dans les muscles du dos et des jambes ; le ventre reste toujours tendu.

Le trismus est un peu moindre, le malade essaye d'ouvrir la bouche et la parole commence à être intelligible. Il veut boire un peu de lait, ce qui détermine aussitôt des spasmes du côté du pharynx avec rejet du lait par le nez : il y a en même temps accès de suffocation. Ces crises isolées du pharynx et du larynx avaient disparu depuis quelques jours. On continue à alimenter le malade au moyen de lavements nutritifs et le reste de la journée se passe bien.

La respiration est assez régulière, normale comme fréquence, et le malade n'est plus cyanosé.

Le 19. Nuit plus mauvaise que la précédente : agitation, sommeil troublé par des cauchemars ; quelques secousses assez fortes, mais très courtes, sauf une, qui par sa durée et sa violence rappelle les crises précédentes.

Le malade accuse de nouveau une douleur dans les jambes, et l'on constate que les muscles postérieurs sont dans le même état que la veille ; seulement, à la cuisse, le triceps est dur et douloureux ; jusqu'ici, les muscles antérieurs étaient restés indemnes.

Il faut de nouveau sonder le malade.

Le trismus n'a pas augmenté. En somme il y a une légère recrudescence portant surtout sur les membres inférieurs ; les autres muscles contracturés sont dans le même état. 12 grammes de chloral en lavements.

Le 21. Nuit assez mauvaise ; agitation, pas de sommeil ; deux crises assez fortes, pas d'autres dans la journée. Le trismus est plus accentué qu'hier, et de nouveau le malade ne peut plus desserrer les dents. Les grands pectoraux sont durs et douloureux ; pas de contractures dans les autres muscles des membres supérieurs. La contracture des muscles du dos et de la nuque n'a pas augmenté.

Aux membres inférieurs, les muscles postérieurs sont de nouveau très durs et douloureux. Le ventre est toujours tendu ; le diaphragme fonctionne normalement. Il faut toujours sonder le malade ; en outre, comme il n'y a pas eu de selles depuis deux jours, on lui administre un purgatif, suivi d'un bon résultat.

La respiration est fréquente, superficielle ; cyanose légère surtout à la face et aux mains ; pas de spasmes laryngo-pharyngiens. Pouls 100. Température 37°,9.

Il y a donc une aggravation assez notable, mais elle ne parait pas devoir durer, car vers le soir le malade dit qu'il se sent bien mieux.

Le 21. Nuit meilleure ; pas de crises ; pas de sommeil cependant.

Trismus moins prononcé, le malade peut articuler

quelques mots ; la salive s'écoule en moins grande abondance.

Ventre un peu distendu, mais le malade ne peut encore uriner seul.

Aux membres inférieurs, les muscles, surtout les postérieurs, sont encore assez fortement contracturés mais non douloureux ; il en est de même des grands pectoraux. Respiration assez satisfaisante.

Le 22. Même état d'une façon générale. Seulement il s'est produit un phénomène bien singulier :

Les symptômes de la paralysie faciale ont disparu à droite et existent maintenant à gauche où l'on constate : œil demi-clos, narine déprimée, sillon labio-nasal presque complètement effacé, joue flasque ; la déviation de la bouche est toujours à gauche, seulement la commissure au lieu d'être attirée en haut est abaissée. A droite : œil normal, narine dilatée, joue paraissant plus grosse que la gauche et sillon labio-nasal bien marqué. Le malade peut uriner seul. Constipation combattue par un lavement purgatif.

Le 23. Statu quo pour les phénomènes paralytiques signalés hier et pour les contractures des divers muscles.

La miction et la défécation se font régulièrement.

Les 24, 25, 26. Statu quo.

Le 27. A partir d'aujourd'hui la maladie marche graduellement vers la guérison et sans recrudescences. Les symptômes s'amendent dans l'ordre suivant :

Contractures du ventre, des membres inférieurs, du dos et du cou. Les contractures des masséters sont les dernières à diminuer, et en même temps qu'elles disparaissent, les phénomènes paralytiques s'amoindrissent également, moins vite cependant.

La parole devient de plus en plus facile, et la déglutition possible ne détermine plus de spasmes pharyngiens. La respiration est régulière, sauf de temps à autre quelques légers et courts accès de dyspnée. Miction et défécation régulières.

Le chloral est continué à la dose de 6 grammes seulement.

10 juin. Les muscles de la nuque, du dos, du ventre et des membres postérieurs ne sont plus du tout contracturés.

Les masséters sont encore un peu tendus, néanmoins le malade a essayé aujourd'hui de manger un peu de pain, et la mastication a pu se faire assez bien.

La déviation de la bouche à gauche reste toujours très sensible, mais la paralysie faciale a à peu près disparu.

A partir de ce moment le malade se lève tous les jours et revient peu à peu à la vie ordinaire. Le chloral est encore continué : 3 grammes seulement.

Le 20. Le malade va à Vincennes. Parfaitement guéri, il dort et mange bien. Toutefois il se plaint encore d'un léger engourdissement dans les membres inférieurs, ce qui rend la marche un peu chancelante.

La bouche ne peut encore s'ouvrir complètement : cependant ses mouvements sont suffisants pour permettre facilement et sans douleur la mastication de toute espèce d'aliments. La déviation à gauche persiste toujours, fort atténuée il est vrai, mais cependant d'une façon appréciable. La déglutition se fait très normalement.

Récidive. — Le lendemain de son arrivée à Vincennes, le malade est vacciné et cette petite opération lui cause une douleur extraordinaire. Dans la journée, inquiétude, abattement, élancements douloureux partant du point vacciné et s'irradiant dans le cou et la face. Nuit agitée ; pas de sommeil ; secousses convulsives, fugaces, de tout le corps, raideur de la nuque, douleur au niveau des articulations temporo-maxillaires, trismus progressif presque complet le matin et de nouveau paralysie faciale avec déviation de la bouche.

Je signale seulement cette récidive, et n'insiste pas davantage sur les différents symptômes qui l'ont caractérisée ; ils ont d'ailleurs présenté une analogie frappante avec ceux de la première attaque de tétanos.

Deux jours après cette récidive, survient une hémoptysie abondante, suivie de plusieurs autres sans importance dans la journée, et de deux ou trois autres plus considérables dans le courant du mois de juin. En même temps, sueurs profuses la nuit, et diarrhée assez opiniâtre. Respiration rude aux deux sommets. Malgré cette complication, le malade guérit encore une fois du tétanos ; il quitte Vincennes au mois d'août et revient à Beaujon.

Il est très amaigri, pâle, exténué, sa bouche est encore déviée à gauche. L'auscultation révèle des signes non douteux de tuberculose pulmonaire.

En conséquence on lui prescrit un traitement approprié, et on lui conseille d'aller en convalescence dans son pays, ce qu'il fait.

Actuellement, il est loin d'être guéri ; la tuberculose

a fait des progrès, et il est probable que bientôt, la mort viendra mettre un terme aux souffrances de ce malheureux.

OBSERVATION II (PERSONNELLE, 1891). — *Plaie contuse de la région sourcilière gauche. Tétanos; paralysie faciale gauche. Guérison.*

B..., Eugène, 31 ans, charretier, entre le 3 juillet 1891, à l'hôpital Beaujon, salle Louis, dans le service de M. le Dr Th. Anger.

C'est un homme robuste, bien charpenté; il n'a jamais été malade et n'a pas d'antécédents héréditaires pathologiques.

Il y a 3 semaines, il était monté sur un petit mur pour voir ce qui se passait dans la campagne, lorsqu'un gamin lui lance une pierre ramassée dans un sentier rempli d'ordures.

La pierre atteint la région sourcilière gauche et détermine une plaie à peu près parallèle à l'arcade sourcilière gauche, intéressant plutôt la paupière et située entre l'arcade orbitaire et le bord libre de la paupière. Elle commence en dehors au niveau de la queue du sourcil et se termine en dedans à peu près au niveau du trou sus-orbitaire. L'hémorrhagie est assez abondante et le malade perd momentanément connaissance. Revenu à lui, il s'en retourne tout seul. L'accident était arrivé à 8 heures du soir.

La nuit, on tient en permanence sur la blessure des

compresses d'eau froide; le lendemain on fait un pansement phéniqué, et la plaie se cicatrice facilement sans être suturée. Au bout de dix jours, la guérison est complète.

Pendant tout le temps que la plaie a mis à se cicatriser, elle n'a pas été douloureuse. Le malade ne change rien à ses habitudes, continue de vivre avec ses chevaux, les soigne, les panse et couche dans l'écurie, où d'ailleurs il a couché le soir même de l'accident.

Le jeudi 25 juin, c'est-à-dire environ 8 jours après l'accident, le malade remarque, au moment de déjeuner, qu'il éprouve une certaine difficulté pour ouvrir la bouche, ce qui toutefois ne l'empêche pas de manger comme à l'ordinaire. Le soir, la difficulté pour ouvrir la bouche est plus grande, mais la mastication est encore très possible; en même temps la bouche est déviée à droite. De plus il y a une certaine raideur dans les muscles de la nuque, ce qui rend pénibles les mouvements de la tête; enfin le dos est comme engourdi. La nuit cependant est calme et le sommeil tranquille.

Vendredi 26 juin et jours suivants. Les phénomènes s'aggravent. L'ouverture de la bouche et par suite la mastication deviennent de plus en plus difficiles. La déglutition se fait bien sauf lorsqu'il s'agit d'aliments solides, du vin et du chloral qui déterminent une dysphagie très marquée, et contemporaine de la contracture des masséters.

La déviation de la bouche à droite s'accentue, et aussi les muscles de la nuque et du dos deviennent de plus en plus durs et douloureux.

A aucun moment il n'y a de crises; les nuits sont assez calmes, le sommeil bon et la respiration n'est pas gênée. Traitement : Sirop de chloral donné dès le début.

Enfin le 3 juillet, le malade se décide à entrer à l'hôpital. Ce n'est pas qu'il se trouve plus mal, mais, dit-il, c'est pour faire plaisir à son médecin.

3 juillet. Le malade est à l'hôpital. Sa figure offre une asymétrie manifeste ; la moitié gauche étant abaissée et portée en avant et la droite déviée et paraissant plus grosse.

La bouche est déviée à droite. De ce côté le lobule du nez est dévié, la narine dilatée ; la joue paraît tuméfiée, le sillon labio-nasal est très accusé et la commissure des lèvres est relevée.

A gauche, la joue est flasque, la narine effacée et le sillon labio-nasal n'existe plus. En somme : paralysie faciale gauche très nette. Pas de sialorrhée.

Le masséter gauche est tendu, non douloureux à la pression ; le masséter droit est à peu près normal ; par suite, l'occlusion de la bouche bien qu'assez prononcée n'est pas complète et la mâchoire inférieure peut encore s'abaisser d'environ un centimètre. La parole, nasonnée, est assez facile ; la langue se meut parfaitement dans tous les sens.

Au cou, les sterno-cléido-mastoïdiens sont contractés mais non douloureux ; ils font un relief assez manifeste sous la peau et sont surtout tendus à leur partie inférieure ; la contraction des muscles de la nuque n'est pas exagérée. Les muscles du dos sont suffisamment contracturés pour que le malade ne puisse se baisser ; ils ne sont pas douloureux, sauf lorsque le malade fait des mouvements.

Les muscles des membres sont indemnes ; ceux de la paroi antérieure du ventre sont légèrement tendus, mais non douloureux. Aucune altération de la sensibilité ; réflexe rotulien un peu exagéré.

Il y a quelques troubles dysphagiques, néanmoins la déglutition est possible.

La respiration n'est pas altérée comme rythme et fréquence, mais elle est un peu bruyante et entrecoupée de profonds soupirs.

Pas de fièvre : 36°,5 ce matin, — il n'y en a d'ailleurs jamais eu.

Alimentation : bouillon, lait, œufs crus.

Traitement : chloral, 8 grammes par jour ; isolement complet du malade.

Le 5. Nuit un peu moins bonne que les précédentes ; agitation, sommeil troublé par des cauchemars ; légère crise de trismus pendant laquelle la langue a été serrée entre les dents.

Statu quo pour les différents muscles contracturés.

Pas de garde-robes depuis 3 jours ; miction régulière ; alimentation satisfaisante.

Les 7 et 11. La situation s'aggrave progressivement ; les contractures sont permanentes et envahissent les muscles des membres inférieurs, surtout les postérieurs.

Le 12. Statu quo. Traitement : un lavement de chloral matin et soir ; saignée, injection de sérum stérilisé.

Le 16. Nuit agitée ; crises non douloureuses, mais assez nombreuses pour empêcher tout sommeil ; elles ne se répètent pas dans le jour.

Contractures permanentes mais non douloureuses des muscles de la nuque, du dos, du ventre et des membres inférieurs.

Le trismus est plus prononcé, cependant le malade peut encore boire à la cuiller et même à la tasse. Miction et défécation régulières. Respiration un peu gênée, mais suffisante ; pas de cyanose.

Traitement : deux lavements de chloral ; 2e saignée et injection de sérum stérilisé.

Le 17. Statu quo.

Je ne prolongerai pas davantage cette observation ; elle n'offre d'ailleurs que peu d'intérêt. Comme on le voit il s'agit d'un cas de tétanos tout à fait bénin. A partir d'aujourd'hui, les symptômes, stationnaires pendant quelques jours, s'amendent progressivement ; les crises, peu violentes, se montrent surtout la nuit ; les muscles du ventre sont les derniers à revenir à l'état normal. Enfin, le 14 août, la guérison est complète et le malade quitte l'hôpital.

Observation III. — Pollock, 1847. — Tétanos chez un homme de 33 ans, consécutif à une légère blessure de la cornée gauche par un coup de mèche de fouet. Cicatrisation rapide et sans complication. Le soir du 10e jour, le malade ayant été exposé à l'humidité, le trismus survient, et, le lendemain apparaissaient de la panophtalmie, la rétraction de la moitié droite de la face et une paralysie faciale gauche. Mort le soir.

Observation IV. — Langenbeck, 1869. — « Jeune garçon de 7 ans, qui, en juillet 1869, quelques jours après une plaie de la joue gauche avec corps étranger et paralysie faciale de ce côté, fut pris de trismus puis de contractures des muscles de la face, du cou, du pharynx et des grands droits de l'abdomen. A l'aide de la sonde œsophagienne on lui administra deux grammes de chloral, ce qui le fit dormir toute la nuit jusqu'à 3 heures du matin. De 3 heures à 9 heures il resta éveillé, mais calme; à 9 heures, nouvelle crise assez intense. Une seconde fois le chloral fut administré avec la sonde dont l'introduction provoqua encore un accès. L'enfant redevint alors calme et s'endormit, bien que le sommeil ne fût pas très profond. » L'observation s'arrête là.

Avant cette observation, rapportée, non tant pour mettre en évidence les phénomènes insolites d'une forme particulière de tétanos que pour montrer l'excellence du traitement par le chloral, j'aurais dû, pour rester fidèle à l'ordre chronologique, placer la 1re observation de Rose, qui date de 1863. Mais, j'ai pensé qu'il y avait un intérêt véritable à rapprocher les deux cas du chirurgien qui le premier a esquissé une description de cette forme curieuse de tétanos.

Observation V. — Rose, 1863. *Tétanos céphalique avec paralysie faciale, consécutif à une plaie du rebord orbitaire gauche. Mort.* — Frédéric Stuhr, cocher, âgé de 23 ans, fut amené le 2 février 1863, à l'hôpital Béthanie. Le 31 janvier il avait reçu un coup de manche de fouet sur l'extrémité externe du rebord orbitaire inférieur gauche. Il en était résulté une petite plaie triangulaire bientôt recouverte d'une couche noirâtre.

Dès le 1er février, le malade commença à souffrir, et le lendemain apparurent des contractures dans les muscles masticateurs, du dos et du ventre. Pas de fièvre (il n'y en eut d'ailleurs jamais), pas de vomissement, pas d'albuminurie; pouls normal : en somme, c'était un cas type de tétanos aigu. Seulement la bouche était déviée à droite ; l'occlusion des paupières à gauche était incomplète ; la sensibilité était partout conservée et en outre il y avait une paralysie faciale gauche très manifeste. Impossibilité de la déglutition ; écoulement continuel de la salive. De plus, de temps à autre, survenaient des crises dans les muscles contractés ; il y avait également des phénomènes d'asphyxie très marqués. Ces crises se reproduisaient spontanément, ou par l'excitation de la plaie, ou bien encore par les tentatives de déglutition du malade. Intelligence parfaitement conservée. Le 3e jour, les crises envahirent les muscles des membres inférieurs, et vers midi le malade mourut dans un de ces accès.

Le traitement avait consisté en l'administration d'un lavement contenant 20 gouttes de teinture d'opium.

A l'autopsie, rien de particulier, si ce n'est un peu de congestion de l'encéphale et des méninges ; toutes les branches du facial étaient saines.

Observation VI. — Rose, 1870. *Tétanos céphalique consécutif à une plaie profonde de la mâchoire supérieure droite; paralysie faciale. Guérison.* — Il s'agit d'un matelot qui dans une chute s'était fait une plaie profonde de la mâchoire supérieure droite. Deux semaines après, il fut amené à l'hôpital avec tous les phénomènes d'un trismus complet ; il existait en outre de la contracture des muscles du dos et du ventre. Mais alors un doute s'élevait : en présence de cette paralysie faciale si insolite, et bien que les phénomènes observés fussent tout à fait comparables à ceux du tétanos, était-on autorisé à admettre l'existence d'un tétanos traumatique léger, ou bien ne pouvait-on pas supposer qu'un corps étranger avait pénétré à travers la base du crâne, occasionnant ainsi des troubles encéphaliques? La situation et la direction de la blessure rendaient très vraisemblable cette supposition ; mais la suite de l'observation vint démontrer qu'elle n'était pas fondée. En effet, le malade n'eut jamais de fièvre ; pas de vomissement ; pouls normal;

pas d'albuminurie, pas d'autres phénomènes paralytiques ; jamais de troubles du côté de l'intelligence ni des organes des sens; seulement les muscles contractés avaient de temps en temps des crises.

Quelques jours après, avec la suppuration, un petit éclat de bois fut rejeté au dehors, et il fut facile de reconnaitre à sa longueur qu'il était tout à fait impossible qu'il eût pu occasionner des désordres du côté du cerveau.

Après cette issue du corps étranger, tous les symptômes du Kopftetanos disparurent, absolument comme dans beaucoup d'autres cas analogues disparurent les phénomènes tétaniques, après l'extraction d'un corps étranger. Peu de temps après, le malade fut renvoyé complètement guéri.

Observation VII. — Kirchner, 1872. — Soldat qui, le 21 octobre 1872, reçut un coup de feu à l'œil droit; épanchement de sang dans l'orbite ; exophtalmie prononcée; opacité commençante de la cornée ; affaiblissement de la vision. Douleurs très légères ; état général bon.

27 octobre. Quelques douleurs dans le cou. Paralysie faciale droite.

Le 28. Déglutition difficile mais non douloureuse. Appétit conservé. Opacité de la cornée et pus dans la chambre antérieure.

Le 29. Trismus. Injections sous-cutanées de morphine.

Le 30. Tétanos généralisé.

1er novembre. Mort.

Observation VIII. — X..., 1874. Publiée dans les rapports de *Saint-Bartholomew's Hospital*. — Plaie de la paupière inférieure gauche ; paralysie et trismus simultanés le 6e jour. Mort le 16e jour.

Observation IX. — Dumolard, 1875. *Tétanos céphalique; paralysie faciale droite. Guérison au bout de 2 mois 1/2.* — Le 9 janvier 1875, un fermier des environs de Vizille, est, selon son habitude, en état d'ivresse; il tombe et sa tête frappe contre une pièce de bois; il se fait une plaie qui commence au-dessus du sourcil droit et remonte à 10 centimètres plus haut avec décollement à droite et à gauche. Tout se passe bien pendant les premiers jours, la plaie se répare sans fièvre, sans état général grave, si bien que l'homme peut vaquer à ses occupations.

Le 18 janvier, 9 jours après l'accident, il fait observer que sa bouche ne s'ouvre plus du côté droit, qu'il se mord les lèvres en mangeant; l'orbiculaire des lèvres est contracturé de ce côté. Le 21 janvier les symptômes sont bien plus accusés ; l'aspect général de la figure est des plus curieux; vu du côté droit, X.... paraît féroce, et du côté gauche il conserve son air bon enfant.

Tout le côté droit est immobilisé et abaissé; tous les muscles sous-cutanés sont contracturés ; l'œil est largement ouvert et les larmes coulent sur la joue; la bouche est fermée à droite, et les mâchoires sont presque immobilisées par la contracture du masséter droit. Si le malade cherche à ouvrir la bouche du côté gauche, les lèvres se séparent et dessinent un ovale qui ne dépasse pas la ligne médiane. La mastication est difficile : la muqueuse des lèvres et de la joue à droite a de la tendance à s'interposer entre les dents ; de plus la joue droite forme un plan résistant qui ne renvoie plus les aliments sur la langue. La déglutition des liquides est également pénible et la salive s'écoule entre les lèvres. La pointe de la langue laisse voir deux ou trois petites plaies contuses résultant de sa surprise par les spasmes des mâchoires, surtout pendant le sommeil, l'état général reste bon ; le pouls est calme, la température normale de même que l'appétit, quoiqu'il puisse difficilement être satisfait à cause de la difficulté de la mastication et de la déglutition. Le 30 janvier, même état, la déglutition est encore plus difficile, souvent les liquides passent de travers et font tousser. A partir du 10 février, elle devient de plus en plus facile, les muscles contracturés se relâchent; toutefois la guérison n'est complète que vers la fin du mois de mars.

Le traitement a consisté dans l'administration du chloral et du bromure de potassium.

Le malade est mort depuis de cirrhose du foie (1883).

Observation X. — Zsigmondy, 1879. *Extraction de dents cariées; tétanos avec paralysie faciale. Mort de pneumonie.* — Une femme de 41 ans, souffrait depuis 8 jours d'une dent cariée: fluxion de la moitié droite du visage et en même temps difficulté d'ouvrir la bouche, ce qui rend difficile l'alimentation.

Actuellement: Température normale; la moitié droite du visage est fortement tuméfiée, rouge, douloureuse; les deux masséters, particulièrement le droit, sont contractés et les mâchoires sont serrées l'une contre l'autre. Le sillon labio-nasal est effacé, la commissure gauche de la bouche est fortement tirée à gauche. A droite, léger ptosis. La malade dit que souvent surviennent des crises dans les masséters, principalement la nuit. Pulvérisations de permanganate de potasse dans la bouche.

24 septembre 1879. Température: matin 37°,2; soir 38°,4; même état.

Le 25. Température: 37°,4. On endort la malade afin de pouvoir écarter les mâchoires l'une de l'autre, ce qui ne se fit pas sans grande peine; puis on enleva trois racines de molaires cariées à la mâchoire inférieure et une molaire à la mâchoire supérieure. Dans l'après-midi, la malade pouvait déjà ouvrir la bouche d'environ 1 centimètre. Mais les jours suivants le trismus reste stationnaire, malgré l'usage de l'opium, de l'électricité et de la teinture de belladone; 10 jours plus tard survint une pneumonie double des lobes inférieurs à laquelle la malade succomba.

Observation XI. — Kirchoff, 1879. — Femme de 52 ans, qui le 6 février 1879, tombe dans des épines et s'en enfonce une dans la tempe gauche.

Sept jours après, trismus avec gêne de la respiration et de la déglutition ; le lendemain une crise ; et le surlendemain paralysie faciale gauche. On ouvre un abcès dans la région temporale gauche ; malgré cela, pas d'amélioration. Mort le 12e jour.

Observation XII. — Thénée, 1880. — Femme de 55 ans ; plaie de la racine du nez qui 4 jours après s'enflamme un peu. Deux jours après, paralysie complète de la face à gauche, contracture violente du masséter gauche et du temporal ; rien à droite. Le lendemain, paralysie faciale droite puis trismus à droite ; dysphagie ; le lendemain encore, raideur de la nuque puis opisthotonos. Mort rapide par œdème pulmonaire.

Observation XIII. — Gosselin, 1880. *Tétanos unilatéral au début, simulant une hémiplégie faciale. Mort.* — « X... avait une plaie de tête presque insignifiante, n'intéressant que les parties molles de l'occipital droit, quand il fut pris tout à coup de contracture du masséter et des ptérygoïdiens du côté gauche ; sa physionomie ressemblait à s'y méprendre à celle d'un malade atteint d'hémiplégie faciale, à cause de la contracture des divers muscles de la face d'un seul côté. Nous ne nous sommes pas rendu un compte exact de ce trismus unilatéral et nous avions même prié M. Vulpian d'examiner ce malade ; mais le lendemain les accidents étaient plus nets ; il n'y avait plus à en douter, nous avions affaire à un cas de tétanos. En effet, les muscles du côté droit commençaient à être envahis, le trismus devint bilatéral, les trapèzes et les muscles du cou se prirent ; avec l'opisthotonos arriva la gêne de la déglutition et même la suffocation. Pendant que le malade buvait, il passait du liquide dans les voies respiratoires et il se produisait à ce contact des spasmes violents de la glotte. Le tétanos est évident ; cependant le malade n'a pas encore les exacerbations violentes qui se produisent dans le cours de cette affection, mais la contracture reste permanente.

Traitement : 10 grammes de chloral par jour et injections sous-cutanées de morphine. Le tétanos ne se généralisa point, mais le malade succomba en quelques jours aux accidents d'asphyxie causés par la contraction des muscles de la glotte et des muscles respirateurs. »

Observation XIV. — Von Wahl, 1882. — Homme, 41 ans, plaie sus-orbitaire droite; le 3e jour, trismus et impossibilité de fermer l'œil droit; depuis, paralysie faciale droite; à gauche contracture des muscles de la face, en particulier de l'orbiculaire des paupières; rien du côté de la nuque et des membres. Le trismus est tel qu'on le chloroforme pour ouvrir la bouche, mais il asphyxie et on est obligé de faire le lendemain la trachéotomie. Le tétanos envahit la nuque et les muscles du ventre; de plus, il se produit des spasmes intenses du pharynx, qui empêchent absolument l'introduction de la sonde œsophagienne et la nutrition du blessé. Mort.

Rien de saillant à l'autopsie, malgré un examen minutieux du cerveau, du bulbe et de la moelle.

Observation XV. — Lehrnbecher, 1882. — Homme, 43 ans, plaie au-dessus de l'œil gauche.

Au 5e jour, douleurs dans la nuque et le cou, puis dysphagie, trismus, paralysie faciale gauche, tableau de l'hydrophobie. Mort après deux jours. Autopsie négative.

Observation XVI. — Middeldorpff, 1883. — Enfant de 3 ans, piqûre à la tempe droite Successivement apparition des symptômes du trismus et de la paralysie faciale droite. 14 jours après sa blessure, entrée du malade à la clinique. Les symptômes deviennent de plus en plus accusés jusqu'au 11e jour. A partir de ce moment ils diminuent progressivement et 47 jours après le malade était complètement guéri.

Observation XVII. — Mayer, 1883. — Fille de 18 ans; blessure au sourcil gauche. 8 jours après, paralysie faciale gauche et impossibilité d'ouvrir la bouche. Marche lente des symptômes. Guérison après 51 jours de durée.

Observation XVIII. — Nankivel, 1883. *Tétanos traumatique aigu compliqué de paralysie faciale. Mort.* — Homme de 33 ans; plaie du dos du nez. Deux jours après (12 mars 1883), érysipèle de la face guéri au bout de 5 jours.

18 mars. Le malade remarque qu'il ne peut ouvrir la bouche ni fermer l'œil droit; il est admis le lendemain à l'hôpital et présente les symptômes suivants : Les rides et les traits du côté droit de la face sont complètement effacés, l'œil est grand ouvert et ne peut se fermer; la bouche et l'extrémité du nez sont déviés à gauche et la mâchoire inférieure ne s'ouvre que juste assez pour qu'on puisse y introduire le manche d'une cuiller. Traitement : calomel et jalap; en outre, potion avec 10 grains d'iodure de potassium.

Le 20. La paralysie de la face peut être complètement neutralisée par un léger courant galvanique appliqué sur le trajet du facial. La respiration est considérablement gênée et sifflante. Le trimus reste sensiblement le même.

Le 21. Le malade se plaint de douleurs à l'épigastre; les muscles du cou et du dos semblent durcis. On ordonne de la belladone et du chloral.

Le 23. De bonne heure dans la matinée, le malade a un spasme très violent des muscles de la respiration, il est presque asphyxié. Il y a aussi de l'opisthotonos; la paralysie faciale existe encore et le trismus est aussi complet qu'auparavant.

Le 24. A eu plusieurs spasmes généraux depuis la veille. Mort dans l'après-midi.

Observation XIX. — Bond, 1883. *Tétanos traumatique accompagné de paralysie faciale. Guérison après 45 jours.* — Homme de 23 ans, renversé le 5 juin par une voiture. Blessure grave du cuir chevelu dans la région temporo-pariétale droite, sans aucune frature au crâne. 16 jours après l'accident, le malade se plaignit de raideur du côté droit du cou : le lendemain sa tête était légèrement inclinée sur l'épaule droite et son visage tourné du côté gauche ; il ne pouvait ouvrir la bouche que d'un demi-pouce.

23 juin. Les muscles de l'abdomen, surtout les droits, étaient rigides. La blessure à ce moment (et du reste pendant tout le temps de la maladie) avait un bon aspect. On ordonna du chloral hydraté par doses de 30 grains toutes les 3 heures, ce qui soulagea beaucoup le malade et diminua la rigidité.

Le 25. Le réflexe rotulien des deux côtés, est remarquablement augmenté.

Le 27. Même état : le malade a pour la première fois un léger spasme opisthotonique.

Le 27. Paralysie du côté droit de la face et en même temps de l'orbiculaire de l'œil et des lèvres.

8 juillet. Délire et violent spasme avec opisthotonos durant plusieurs minutes. Après l'accès, la sensibilité revint. Grâce à de fortes doses de chloral, le malade dormit tranquillement la nuit suivante et l'on remarqua que sa bouche était mieux ouverte que pendant l'état de veille. De fait, la rigidité des muscles de la mâchoire était alors légère, mais dès que le malade s'éveilla, elle revint.

9 juillet et jours suivants. Le malade devint beaucoup plus faible, restant parfois évanoui et insensible. On lui donna de l'eau-de-vie et de l'opium au lieu de choral.

Le 14. Il eut un violent spasme avec extension des jambes, flexion des bras et une courbure marquée du tronc, à concavité gauche ; le côté droit de la face cependant restait sans contracture ; il n'y avait de spasmes ni aux larynx, ni au pharynx, les liquides passaient aisément. A partir de ce moment, les crises se succédèrent à plus longs intervalles : la dernière eut lieu le 4 août.

16 août. La paralysie faciale avait complètement disparu. Réflexes rotuliens normaux. Le malade put se lever et marcher, bien qu'avec difficulté et un peu d'incoordination.

Renvoyé guéri le 18 août.

Observation XX. — Triglia, 1884. — Homme de 50 ans. Plaie contuse du sillon labio-nasal droit. Tétanos avec paralysie faciale droite. Guérison.

Observation XXI. — Bernhardt, 1884. — « H..., âgé de 32 ans, se fit extirper le 17 octobre 1883, une tumeur dermoïde qui siégeait à l'arcade orbitaire gauche tout près de l'angle externe. La plaie résultant de cette opération guérit très bien. 5 jours après l'opération le malade éprouva une certaine difficulté pour ouvrir la bouche, difficulté qui alla en augmentant de jour en jour, la déglutition fut en même temps empêchée, et le 29 octobre le malade vint me consulter. Il se plaignait de douleurs lombaires; chaque tentative de déglutition provoquait des spasmes des muscles déglutiteurs. Je constatai tout d'abord une paralysie du nerf facial gauche dont les phénomènes, d'après la déclaration de H..., s'étaient présentés aussi quelques jours après l'opération. En outre, les arcades dentaires étaient pressées énergiquement l'une sur l'autre, et aussitôt que le malade voulait ouvrir la bouche, il y avait des contractions convulsives des massétors, contractions dont on s'apercevait par un fort grincement de dents qu'on entendait à distance.

Il est clair que dans de telles circonstances, la nutrition du malade était empêchée au plus haut degré : la déglutition des substances solides était tout à fait impossible; de plus la contraction réflexe des muscles du pharynx opposait une résistance insurmontable à la déglutition des liquides.

L'excitabilité électrique de la moitié paralysée de la face était intacte pour le courant faradique, de même que pour le courant constant, que l'on excitât directement ou indirectement le tronc ou les branches du nerf. Le muscle frontal gauche excité directement à l'aide du courant constant, donnait seul des contractions, lentes il est vrai, sous l'influence de courants si faibles, que le muscle droit n'y réagissait pas encore. Il faut encore remarquer que des deux côtés du menton et à la lèvre inférieure il y avait un certain engourdissement. Les extrémités étaient en état normal. Je diagnostiquai cette forme de tétanos, que E. Rose a décrit le premier sous le nom de tétanos de la tête (Kopftetanus), et jugeant l'état du malade bien dangereux, je lui conseillai de se rendre dans un hôpital, ce qu'il fit, à contre-cœur il est vrai, parce qu'il n'était pas convaincu du danger imminent.

Trois jours après (2 novembre) le malade mourut.

A l'autopsie, je ne trouvai rien d'anormal, sauf que la pie-mère présentait à la convexité un aspect trouble, de couleur lactée. L'examen microscopique du nerf facial et de ses branches a donné un résultat négatif. »

Observation XXII. — Guterbrock, 1884. *Plaie de la région sourcilière droite; tétanos céphalique avec paralysie faciale. Mort.* — « Le 3 décembre 1883, fut envoyé à ma policlinique privée, par mon collègue Remak, un cocher de 31 ans, avec paralysie faciale récente et trismus très accentué : mastication et ouverture de la bouche complètement impossible. M. Remak croyant à la possibilité d'un trismus d'origine réflexe, songea à endormir le malade pour voir si peut-être il trouverait dans la bouche ou la gorge, la cause de ce trismus. D'autre part, voici ce qu'apprit l'interrogatoire du malade :

14 jours auparavant il s'était fait en tombant une blessure insignifiante et superficielle, siégeant au-dessus du rebord orbitaire droit et se dirigeant obliquement vers l'angle de l'œil où elle se terminait. La plaie, linéaire, fut de suite réunie au moyen de sutures par le Dr Walhmüller, et se cicatrisa rapidement. Quatre ou cinq jours avant l'entrée du malade à ma policlinique des douleurs se montrèrent, des deux côtés, au niveau de l'articulation temporo-maxillaire, douleurs telles que le malade, ne pouvant plus ouvrir la bouche, s'alimentait seulement avec des liquides. A peu près en même temps, — au dire du malade et de sa femme, — la moitié droite du visage fut attirée en bas, et lorsque M. Remak vit le malade pour la première fois (3 décembre) la paralysie faciale droite et le trismus étaient complets.

Le malade attribuait ces phénomènes à un refroidissement prolongé qu'il avait subi, et avait complètement oublié la blessure insignifiante qu'il s'était faite deux semaines avant. Continuant à examiner le malade, Remak constata que la paralysie était périphérique. Pas d'altération du goût.

L'exploration électrique démontra partout une réaction normale aux deux courants. Détail à signaler : l'examen électrique provoqua une crise de trismus.

Pour satisfaire au désir de Remak, j'essayai d'endormir le malade à l'aide du chloroforme. Mais à peine en avait-il respiré quelques gouttes, qu'il survint un violent opisthotonos et une asphyxie menaçante : le visage et les mains du malade se cyanosaient et la respiration s'arrêtait. Alors, au moyen de la vis d'Heister, on essaya d'écarter les mâchoires fortement serrées l'une contre l'autre, d'attirer la langue au dehors au moyen d'une pince à langue ; en même temps on fit la respiration artificielle. D'abord, peu de résultat : le malade revenait lentement à lui, lorsque, soudainement, et à notre grande surprise, le malade se sentit bien mieux, put ouvrir légèrement la bouche et avaler sans trop de difficulté. J'en avais assez avec cette tentative de chloroformisation ; d'ailleurs, je n'avais rien trouvé d'anormal dans la bouche pas plus que dans la gorge. Malgré le danger imminent auquel il venait d'échapper, le malade voulut s'en retourner ; mais deux jours plus tard, en présence de l'aggravation du trismus, il se décida à entrer à l'hôpital.

L'examen actuel de cet homme, robuste, bien pris, montre à l'endroit précédemment indiqué une cicatrice très manifeste de 2 à 3 centimètres et demi de long. La mâchoire inférieure s'écarte à peine pour admettre un tuyau de plume ; les muscles masticateurs sont contractés des deux côtés, la nuque est raide et le visage offre l'aspect caractéristique du tétanos traumatique avec paralysie faciale droite. Les contractures sont permanentes, et de temps à autre surviennent des accès occasionnés pour la moindre cause. Pendant l'accès, les mâchoires sont plus fortement serrées l'une contre l'autre et souvent la langue est prise entre les dents; il y a en outre : raideur de la nuque, lenteur des mouvements du diaphragme et cyanose. Un examen minutieux des autres organes ne montre rien d'anormal. Transpiration abondante, urine rare et trouble, pas de selles depuis plusieurs jours. Traitement : chloral et injections sous-cutanées de morphine. En outre on écarte les mâchoires au moyen de la vis d'Heister et tire la langue au dehors avec la pince à langue. Le cathétérisme pratiqué, soit par le nez, soit par l'intervalle résultant de l'extraction d'une dent, est impossible à cause des spasmes énergiques des muscles du pharynx et le cathéter se plie dès qu'il arrive au fond de la gorge. Toutefois après les accès, le malade peut avaler quelques gouttes de vin et de lait.

Bien qu'il n'y eût pas de fièvre, l'état s'aggrava pendant la nuit.

Le lendemain (7 septembre), cinq crises violentes d'opisthotonos : on est obligé de donner le chloral en lavement, et on administre ainsi 16 grammes de chloral en 24 heures et 0 gr. 03 de morphine. Même lorsque la bouche était un peu ouverte, la déglutition était impossible, et si par hasard quelques gouttes de liquide venaient à franchir l'isthme du gosier, elles ne pouvaient aller plus loin à cause des contractions de l'œsophage. D'ailleurs chaque tentative de déglutition provoquait un violent accès.

8 décembre. Cinq accès très violents et plusieurs plus faibles dans l'intervalle desquels le malade est complètement abattu.

A c[illegible]que crise il y a opisthotonos très évident, et la difficulté de respirer est si grande que le malade saute à bas de son lit et cher[illegible]e à s'asseoir. La durée de ces accès varie de 2 à 5 minutes, et [illegible]ns le courant du jour, surtout après midi, leur violence dev[illegible] si grande que le malade n'a plus la force de bouger de son li[illegible] l y a à plusieurs reprises issue involontaire d'urine et de matière[illegible]écales ; l'intelligence est légèrement obnubilée ; la respiration e[illegible]t sifflante, saccadée et fréquente, le pouls bat 108 fois et plus à la minute. Température : matin, 37°,9 ; midi,

39°,8 ; soir à 39°. Le malade se sent soulagé, chaque fois qu'on introduit la vis d'Heister ; déglutition toujours impossible, paralysie faciale dans le même état. Le matin le malade avait pris 7 grammes de chloral et 0 gr. 02 de morphine (en tout 30 grammes de chloral depuis son entrée).

Le 9. Température : matin, 39°,5 ; midi, 39° ; soir, 38°,6. Les accès deviennent de plus en plus fréquents ; la vis d'Heister doit être laissée à demeure, car dès qu'on l'enlève une crise se produit. Le malade a un aspect asphyxique, qui devient plus fréquent et la respiration tout à fait superficielle. Le chloral et la morphine n'amenèrent aucun résultat. Le soir, vers 10 heures, au cours d'une crise plus violente que les autres, le malade laisse tomber la vis d'Heister. Aussitôt, la respiration devient de plus en plus superficielle, le pouls à peine perceptible et la mort arrive, malgré la respiration artificielle pratiquée pendant toute la durée de la crise. La paralysie faciale est toujours dans le même état.

Observation XXIII. — Wagner, 1884. *Tétanos céphalique avec paralysie faciale.*

Observation XXIV. — Hadlich, 1885. — Enfant de 2 ans et demi; plaie de la joue droite très superficielle ; au bout de 12 jours, la plaie étant presque fermée on observe une déviation de la face à gauche ; malgré cela l'enfant est gai, mange et boit ; paralysie faciale droite manifeste. 16 jours après l'accident, trismus ; l'enfant est inquiet, ne mange plus, a des convulsions ; le médecin le voit 12 jours après le début de la paralysie, 23 jours après l'accident. Il trouve la moitié droite de la face lisse et immobile, le sillon naso-labial gauche est très accentué ; la bouche est déviée à gauche ; quand l'enfant pleure tout s'accentue, la fente palpébrale droite est plus petite que la gauche qui est bien ouverte ; la moitié gauche de la bouche reste ouverte ; les masséters sont contractés ; les dents peuvent être écartées de 7 centimètres, mais quand on essaye de les écarter davantage, on provoque des accès de spasmes des muscles releveurs de la mâchoire et des muscles de la face ; la respiration s'embarrasse, l'enfant salive et de l'écume coule par la moitié gauche de la bouche : le tout dure une ou deux minutes. Lorsque l'accès est passé, le petit malade peut boire du lait, avec la moitié gauche de la bouche.

Des spasmes se remarquent les jours suivants dans les muscles du ventre, de la nuque, du bras et de la jambe droite. Cependant l'enfant guérit quoique la paralysie faciale ait persisté encore longtemps à droite; il n'y a pas eu de spasmes pharyngiens ; aussi Hadlich rejette-t-il le terme d'hydrophobique. Il a, comme Bernhardt et Guterbrock, remarqué que les muscles paralysés à droite étaient en même temps contracturés ; c'est ainsi que la contracture était manifeste dans l'orbiculaire de l'œil droit, dans l'orbiculaire (moitié droite) de la bouche, dans les élévateurs et les dilatateurs de l'aile droite du nez ; tous ces phénomènes s'accentuaient quand l'enfant pleurait.

Observation XXV. — Oliva, 1887. *Homme de 33 ans; tétanos céphalique avec paralysie faciale et phénomènes hydrophobiques. Guérison.*

Observation XXVI. — Terrillon, 1887. *Tétanos céphalique chronique caractérisé par une contracture localisée aux élévateurs de la mâchoire inférieure des deux côtés et aux muscles de la face d'un seul côté simulant au début une paralysie faciale. Mort au 19e jour.* — Il s'agit d'un jeune homme de 16 ans, fort et vigoureux, qui fit, en se promenant dans la campagne, une chute de cheval. Il se releva aussitôt, n'ayant aucun autre dommage qu'une légère plaie contuse au niveau de la pommette gauche.

Rentré chez lui, le médecin de sa famille déclara que la plaie était sans importance et ordonna un léger pansement.

Le jeune homme put se promener dans l'appartement et dans le jardin de la maison. Il ne paraît pas s'être exposé à aucun refroidissement.

La plaie était presque complètement guérie le 8e jour, et recouverte d'une petite croûte sèche, lorsqu'il remarqua qu'il éprouvait une certaine difficulté pour ouvrir la bouche.

Cette gêne paraissait venir de la raideur des muscles de la mâchoire du côté gauche, c'est-à-dire du côté blessé.

Le médecin de la famille appelé aussitôt, ne vit rien de spécial du côté de la plaie, celle-ci n'étant pas douloureuse, ni du côté de la joue, mais constata un trismus unilatéral peu prononcé avec un peu d'asymétrie de la face. Il donna l'éveil à la famille en lui disant que ce phénomène pourrait s'aggraver, mais sans prononcer le mot de tétanos.

La tête fut entourée d'ouate et l'enfant tenu dans une chambre chaude. Le lendemain, le trismus latéral augmenta légèrement, la bouche s'ouvrait à peine du quart ; quand on voulait forcer l'écartement des mâchoires, on provoquait des douleurs dans la région du masséter et du ptérygoïdien gauche avec quelques contractures douloureuses. Enfin le 3e jour, la bouche s'ouvrait moins bien ; on vit s'accentuer une légère asymétrie de la face, qui avait déjà frappé au début de la maladie, et le jeune homme éprouvait quelques crises douloureuses dans la joue du côté gauche.

La famille effrayée, le ramena à Paris et me pria de le soigner.

Je vis le malade la 1re fois, le 11e jour après son accident, et le 4e jour après le début du trismus léger sur lequel il avait tout d'abord appelé l'attention. Voici ce que je constatai :

La figure était asymétrique, le côté gauche plus petit ayant entraîné le côté droit ; l'œil gauche légèrement rétréci ; la commissure labiale abaissée et déviée à gauche. En un mot, on constatait les signes ordinaires de la paralysie faciale du côté droit.

Cependant, en y regardant de plus près, je pus m'assurer que le côté droit n'était pas aussi flasque que dans la paralysie : le gonflement des joues pouvait se faire sans grande déperdition de l'air au niveau de la commissure. Après avoir bien analysé chacun des symptômes, je pensai qu'il s'agissait là d'une paralysie faciale droite, mais avec une contracture légère des faciaux à gauche.

La mâchoire pouvait à peine s'entr'ouvrir de deux centimètres en avant ; aussitôt on voyait le masséter gauche se tendre et se rétracter ; le ptérygoïdien participait à la contracture. Cette manœuvre amenait une crise douloureuse qui resserrait immédiatement les mâchoires, contracturait la face du côté gauche, provoquait une congestion violente de toute la figure avec aspect violacé, et enfin s'accompagnait d'une douleur vive qui ne cédait qu'après la contraction, laquelle durait plusieurs secondes.

On ne constatait aucun phénomène du côté de la déglutition, ni aucune douleur ou contracture dans la nuque. Mais quand le malade commençait à boire, on voyait se produire un accès de contraction semblable à celui que déterminait l'ouverture forcée des mâchoires.

La plaie, complètement cicatrisée, ne présentait rien de spécial ; elle était très petite, large comme une grosse lentille ; elle n'était pas douloureuse.

Le pouls était peu fréquent à 80, la température à 38° le soir. Cet examen me laissa dans l'incertitude pour le diagnostic, car cette légère contracture unilatérale avec une paralysie faciale du côté opposé me semblait bien insolite. Le trismus unilatéral seul me faisait penser à un début de tétanos.

Je ne crus pas devoir me prononcer aussitôt sur la nature de la maladie ; cependant j'instituai le traitement ordinaire au tétanos.

J'ordonnai aussitôt de mettre le jeune homme dans un lit bien chaud, de l'entourer d'ouate et de bien lui administrer du chloral à des doses suffisantes pour le maintenir calme et empêcher les crises fréquentes et douloureuses.

Le lendemain, 5e jour après l'apparition du trismus et malgré l'administration de 4 grammes de chloral, la constriction des mâchoires était plus complète : on commençait à voir se dessiner du côté droit un certain degré de raideur ; le muscle masséter droit était rigide et contracturé.

On pouvait avec peine desserrer les dents de quelques millimètres; chaque fois que le malade éveillé essayait de parler, de remuer les mâchoires, ou de boire, il se produisait une crise douloureuse avec constriction violente des mâchoires, déviation exagérée de la face à gauche et congestion vultueuse de la figure avec sueur abondante sur la figure.

Comme il refusait le chloral par la bouche, à cause du goût prononcé de ce médicament qui irritait la gorge, je dus le donner en lavements, mis avec des jaunes d'œufs à la dose de 3 à 4 grammes, trois ou quatre fois dans les 24 heures.

L'urine n'était pas albumineuse et ne le fut jamais. Il n'y avait que peu de constipation; cependant j'ordonnai un léger laxatif.

6e jour. P. 84; T. 37°. Toujours agité quand le chloral cesse son effet, il se nourrit bien; cependant il a ressenti quelques spasmes au moment de la déglutition et a rejeté un peu de lait qu'il essayait d'avaler. Ce phénomène n'a pas duré. Quelques douleurs se sont montrées du côté de la nuque, mais sans contraction.

7e jour. P. 80. T. 38°. La douleur légère de la nuque a diminué; il avale bien, se nourrit suffisamment, mais toujours agité et avec des crises dans les mâchoires et dans la face quand il essaye de parler ou d'écarter les mâchoires. Toujours contracture de la face à gauche, mais sans paralysie à droite.

8e jour. Toute trace de douleur dans la nuque a disparu. Moins d'agitation, moins de spasmes douloureux. Il est maintenu sous l'influence du chloral.

10e jour. P. 84. T. 37°,5. L'état reste stationnaire; il supporte près de 10 grammes de chloral en lavements et s'alimente bien. Mais la constriction des mâchoires persiste, presque absolue avec la contracture de la face du côté gauche. Tous ces phénomènes s'exagèrent encore au moment des crises.

Le malade se trouvait donc dans un état relativement satisfaisant puisque les contractures restent localisées aux élévateurs de la mâchoire et aux muscles de la face du côté gauche.

Cependant quand les doses de chloral devenaient insuffisantes. les crises de contractures se succédaient rapidement avec douleur et vultuosité de la face en même temps que se produisait une agitation générale du malade qui ne pouvait rester en place et voulait toujours se lever et se promener, ce qui s'est produit plusieurs fois quand il n'était pas surveillé.

L'alimentation était suffisante et la température ne dépassait pas 38°,5. Le même état se prolongea avec quelques oscillations et nous donnait tout espoir de guérison, lorsque le 19e jour depuis le commencement du tétanos, il mourut brusquement sans présenter aucun phénomène saillant, quelques minutes après avoir bu une petite quantité de lait. Il y eut probablement un arrêt brusque de la respiration au moment d'une crise qui sembla plus violente et plus prolongée que les autres.

Observation XXVII. — Giuffrè, 1887. — Michel P..., 51 ans, reçoit en jouant, le 25 juin 1885, une boule à la région zygomatique gauche, un peu au-dessous de la cavité orbitaire : il en résulte une plaie superficielle promptement guérie et le malade continue son métier de marchand ambulant.

8 jours après l'accident, apparait une grande difficulté pour ouvrir la bouche, surtout à gauche ; la mâchoire inférieure est fortement serrée contre la supérieure. En même temps, déviation de la bouche, la commissure droite étant tirée en arrière et en haut ; crampes douloureuses dans la jambe gauche rendant la marche pénible.

Pas de troubles de l'intelligence ni de la sensibilité ; déglutition du liquide à peu pres normale ; oppression assez grande et difficulté de parler par suite de l'occlusion de la bouche et de l'impossibilité de remuer la langue et les lèvres. Le lendemain, accès de suffocation et dyspnée telle que le malade est obligé de se lever de son lit pour aller respirer à la fenêtre. De temps à autre quelques crises douloureuses. Pas de fièvre. Même état jusqu'au 18 juillet. A ce moment le malade entre à l'hôpital où l'on constate : « physionomie égarée, souffrante, bien qu'animée; front et visage couverts de gouttes de sueur; asymétrie manifeste produite par relâchement de tout le côté gauche. De ce côté le front est lisse, l'œil ouvert, la joue flasque, le sillon labio-nasal complètement effacé, la commissure labiale abaissée. A droite, les muscles mimiques fonctionnent normalement ». En somme paralysie faciale gauche bien évidente. Impossibilité absolue d'ouvrir la bouche, contractures des muscles du dos, des lombes et des membres inférieurs qui sont en extension forcée; la rigidité est telle, que le malade voulant changer de position se retourne tout d'une pièce : un peu de raideur également à la nuque; muscles de l'abdomen, du thorax et des membres supérieurs sains. De temps à autre, accès douloureux, surtout prononcés dans les membres inférieurs.

Alors aussi, il y a opisthotonos. Ces accès, souvent annoncés par de légères secousses dans les jambes, durent quelques minutes et sont provoqués par la cause la plus minime.

Intelligence lucide; sensibilité normale; différents réflexes normaux, sauf le rotulien qui est exagéré. Réaction électrique partout normale.

Respiration normale : 22 à la minute; pouls 100; température 37°,8; pas de spasmes pharyngiens.

Traitement : Paraldéhyde 3 à 4 grammes par jour et autant de bromure de potassium; bains chauds; isolement.

Les jours suivants, amélioration progressive mais lente de tous les symptômes. Jamais de troubles de la déglutition; constipation combattue par le calomel. Pas de grands accès de suffocation, cependant pendant les crises il y a une légère cyanose.

Température oscillant entre 37°,5 et 39°,7; ce dernier chiffre étant le maximum observé.

Pouls : 86 à 104. Respiration variant entre 20 et 24 à la minute.

Le 30 août le malade sort complètement guéri, du tétanos et de la paralysie.

Observation XXVIII. — Crossouard, 1887. — Mme B..., 33 ans, marchande de légumes, est mordue par son cheval à la lèvre supérieure ; plaie contuse en forme d'arc de cercle. Quelques instants après l'accident la plaie est lavée avec une solution faible d'acide phénique, puis on applique un pansement simple.

Le 3e jour, la malade, femme assez robuste, habitant la colonie (Nouvelle-Calédonie) depuis longtemps, d'un tempérament plutôt lymphatico-bilieux que nerveux, entre à l'hôpital. Raideur dans l'articulation temporo-maxillaire, ptérygoïdiens et massèters contracturés, aspect satisfaisant de la plaie. Peu à peu la contracture s'étend aux autres muscles de la face, sauf l'orbiculaire des paupières. Dysphagie pharyngienne, sentiment de constriction très accentué à la gorge, déglutition des liquides très pénible. Les muscles de la nuque et du tronc ont été épargnés.

En somme, le tétanos s'est limité aux muscles masticateurs, aux muscles du pharynx et de la partie inférieure de la face. Les redoublements convulsifs étaient peu accentués et se manifestaient surtout lorsque la malade voulait rire. Les deux arcades s'écartaient d'environ un centimètre et demi. Cet état de chose a duré une vingtaine de jours ; ensuite est arrivée la période de terminaison. Peu à peu la contracture a diminué et les redoublements convulsifs sont devenus moins fréquents. Mais, à mesure que les effets tétaniques s'amoindrissaient, on constata une légère paralysie du triangulaire des lèvres du côté droit ; la commissure gauche était légèrement entraînée en dehors et en bas. L'intelligence, le sommeil, la température, le pouls, la respiration sont restés à peu près à l'état normal.

Chloral : 6 grammes par jour ; injections sous-cutanées de morphine. Guérison en 31 jours.

Observation XXIX. — Buisson, 1888. — X..., 60 ans ; santé excellente ; maux de gorge assez fréquents.

Le 13 novembre, consulte pour des douleurs dans la gorge et la joue droite. Trois semaines auparavant (20 octobre), par un temps pluvieux et froid, il est resté assez longtemps à décharger une voiture attelée de deux chevaux, dans une cour exposée à tous les vents. Le lendemain (21 octobre) : malaise, mal de gorge, douleurs d'oreille, surdité à droite ; état persistant jusqu'au 13 novembre.

Le 13. 1er examen : aucune lésion des amygdales ni au pharynx. Immobilité complète de la moitié gauche du visage avec déviation de la commissure buccale. Diagnostic : paralysie faciale à frigore.

Le 19. Signes nouveaux : difficulté d'ouvrir la bouche et difficulté de respirer dans le décubitus horizontal. On croit à un abcès de la gorge. Haleine fétide.

Le 21. En examinant la gorge, on détermine un violent accès de trismus, et on porte le diagnostic de tétanos.

Le 23. Violente attaque de trismus provoquée par la déglutition de quelques cuillerées de café.

Le 30. Le malade rend dans un accès un crachat visqueux mélangé de sang, de même le lendemain. Ensuite on remarque que les injections boriquées qu'on poussait dans la bouche revenaient également teintes de sang. A partir de ce moment, le trismus diminua. En revanche, dans la nuit du 4 décembre, douleur vive dans la poitrine, avec contractures violentes des muscles de la paroi thoracique. Même état le lendemain, puis amélioration progressive et continue. Traitement : injections sous-cutanées de morphine et chloral à haute dose.

Au bout de 30 jours (25 décembre), la guérison était complète.

Observation XXX. — Charvot, 1888. *Plaie contuse de la région malaire droite par un coup de pied de cheval. Évolution normale de la plaie pendant le premier jour ; paralysie faciale droite ; trismus ; généralisation du tétanos. Mort.* — Un homme en surveillant un débarquement de chevaux reçoit un coup de pied de cheval à la région malaire droite. Il en résulte une plaie de 4 centim. de long. Le 5e jour, la plaie allait bien, se cicatrisait, lorsque le 6e jour, le soir, la température s'éleva au-dessus de 38°.

7° jour. Paralysie faciale droite très accusée.

8° jour. Trismus.

Les jours suivants, les contractures envahissent progressivement les muscles de la nuque, des membres supérieurs, de l'abdomen, puis de tout le corps.

Le trismus est continu, mais les phénomènes spasmodiques généralisés sont intermittents. L'attouchement de la plaie provoque des contractures.

Quatre jours après, mort avec des phénomènes de spasmes laryngiens et d'asphyxie croissante par accès.

Température basse tout le temps de la maladie, sauf les derniers jours.

Autopsie négative.

Observation XXXI. — Rémy et Villar, 1888. — A..., Charles, âgé de 36 ans, employé comme homme de peine dans une forge, a toujours joui d'une santé florissante.

Du côté des antécédents héréditaires, nous trouvons les renseignements suivants : père mort d'une attaque d'apoplexie; mère devenue aliénée par suite d'alcoolisme; deux frères qui sont bien portants.

Le malade nous raconte qu'il a été attaqué par plusieurs individus à Neuilly-sur-Marne, le 7 janvier 1888, à neuf heures du soir, et qu'il a reçu : 1° un coup de couteau à la partie interne de l'arcade orbitaire du côté gauche; 2° sur la région fronto-pariétale gauche un coup de casse-tête à la suite duquel il a perdu connaissance.

Laissé pour mort, il a été trouvé sur la route, à cinq heures du matin, par des ouvriers qui se rendaient à leur travail et qui l'ont conduit dans une plâtrière voisine où il a pu se reposer et se mettre à l'abri du froid.

Dans la matinée, il s'est rendu à l'hôpital Saint-Antoine où l'interne de garde a suturé la plaie sus-orbitaire et appliqué un pansement approprié; on ne put garder le malade à l'hôpital, faute de place. Étant allé au commissariat de police, il est dirigé sur le dépôt de la Préfecture ; il y reste quelques jours, et enfin il est envoyé à la maison de Nanterre. Dès son arrivée, le 21 janvier, c'est-à-dire treize jours et demi environ après l'accident, il est admis à l'infirmerie dans le service chirurgical. Voici ce que nous constatons en examinant le malade : Il existe au niveau de la partie interne de la région sourcilière du côté gauche, et près de la racine du nez une plaie, d'une étendue de 4 centim., d'aspect contus, à bords déchiquetés, partiellement soutenus encore par deux points de suture, les autres ayant sectionné les téguments et flottant dans le liquide séro-purulent qui baigne la plaie. La paupière correspondante, extrêmement tuméfiée, recouvre complètement l'œil et le malade ne peut la soulever. Écartant cette paupière avec toutes les précautions nécessaires en pareille circonstance, nous constatons l'intégrité de la cornée et l'existence d'une ecchymose sous-conjonctivale très étendue qui envahit à la fois la conjonctive palpébrale et oculaire.

La tuméfaction considérable de la paupière ne nous permet pas de pratiquer l'examen ophtalmoscopique, mais ajoutons que le malade aperçoit les doigts qu'on lui montre sans pouvoir cependant en indiquer le nombre. Le malade se plaint de vives douleurs au niveau de la région naso-frontale; la racine du nez, le front et l'arcade orbitaire sont le siège d'une hyperesthésie intense.

Du côté de la voûte même, c'est-à-dire dans la région fronto-pariétale, point où le malade avait reçu le coup de casse-tête, rien à signaler; il n'y a même plus de douleur à ce niveau. Il n'y a pas eu écoulement de liquide ou de sang par l'oreille, ni par le nez, mais l'acuité auditive est fortement diminuée.

Le phénomène le plus important qui attire particulièrement notre attenton, c'est l'existence d'une paralysie faciale du côté correspondant à la blessure, accompagnée d'une contracture du masséter du même côté. Le diagnostic de la paralysie faciale et de la contracture était des plus nets; en effet, la joue est flasque et aplatie, en même temps la bouche est déviée à droite et la commissure labiale de ce côté se trouve un peu attirée en haut. Ajoutons que les muscles de la face du côté droit ne sont pas contracturés. La sensibilité est conservée des deux côtés dans la région des joues. L'examen électrique n'a pas été pratiqué, faute du matériel nécessaire. Revenant à la joue gauche, nous constatons que le masséter de ce côté contracturé forme, au-dessous des parties molles de la joue, un plan résistant, douloureux à la pression; il existe aussi un point douloureux au-devant de l'insertion massétérine. Enfin, les arcades dentaires sont fortement serrées et ce n'est qu'à grand'peine qu'on parvient à les écarter d'un centimètre environ. Interrogé sur la date du début de ces accidents, le malade ne peut nous donner que des renseignements tout à fait vagues, de sorte qu'il est impossible de savoir exactement s'il sont apparus immédiatement après la blessure ou seulement quelques jours après.

Ainsi donc, notre malade reçoit un coup de casse-tête à la région fronto-pariétale gauche et un coup de couteau au niveau de la région sourcilière du même côté; il reste toute la nuit couché sur une route à la campagne et par un temps froid; au bout de quelques jours, apparition d'une paralysie faciale et d'une contracture du masséter du côté correspondant à la blessure : telle est en résumé l'histoire de notre malade.

Un diagnostic exact n'était pas aisé, car nous nous trouvions en présence d'un complexus symptomatique qu'on est peu habitué à trouver en clinique.

Cependant, en présence des phénomènes que nous venons de signaler, étant données les péripéties qui avaient précédé l'apparition de la paralysie faciale et de la contracture du masséter, nous devions nous poser les questions suivantes : avions-nous affaire à une paralysie faciale consécutive à une fracture du rocher ? ou bien s'agissait-il d'une paralysie faciale à frigore? Et dans ces deux cas, la contracture du masséter, simple coïncidence, ne serait-elle pas due à une lésion dentaire ou à une fracture du maxillaire, puisque nous avons constaté un point très douloureux en avant de l'insertion massétérine?

Ces deux hypothèses devaient tout d'abord venir à l'esprit, mais elles n'étaient pas tout à fait satisfaisantes.

Nous nous sommes alors demandé, si nous ne nous trouvions pas en présence d'un de ces cas rares, et dont le diagnostic est souvent si difficile au début, de tétanos céphalique avec paralysie faciale (tétanos céphalique de Rose), affection sur laquelle M. Terrillon venait d'attirer l'attention à la Société de chirurgie quelques mois auparavant à propos d'un malade de sa clientèle privée.

Nous nous arrêtons plutôt à ce diagnostic de tétanos céphalique avec paralysie faciale, tout en faisant une légère réserve, car nous n'avions jamais eu l'occasion d'observer un cas analogue. Nous songeâmes à endormir le malade, dans le double but d'écarter les mâchoires pour faciliter l'alimentation et de nous rendre compte par l'examen de la cavité buccale des causes qui auraient pu provoquer la contracture du masséter, car c'était là le phénomène le moins facile à expliquer. Mais nous nous occupons d'abord de la plaie, de l'antisepsie de la bouche et de l'état général du malade.

Les fils à sutures qui étaient restés dans la plaie sont enlevés immédiatement : la plaie est nettoyée avec soin et recouverte d'un pansement antiseptique. Nous prescrivons en même temps des gargarismes, ou plutôt des lavages de la bouche avec une solution boriquée à 4 p. 100, du lait et 4 gr. de chloral ; la plaie se cicatrise assez rapidement et il ne reste bientôt plus que la contracture du masséter gauche et la paralysie faciale du même côté. Cet état dure sans grands changements jusqu'à la fin du mois de janvier, c'est-à-dire pendant 10 jours. Pendant ce temps on essaie à plusieurs reprises, d'ouvrir la bouche du malade, mais sans y insister beaucoup, ces tentatives restant infructueuses.

Nous nous décidons enfin à chloroformer le malade, tant les mâchoires étaient serrées l'une contre l'autre, lorsque la veille du jour où nous nous disposions à intervenir surviennent des contractures dans les muscles du cou, de la nuque, du tronc, etc.

« 1er février. En effet, à la visite du matin, nous constatons que la tête est inclinée du côté blessé et que le malade éprouve de grandes difficultés à faire le moindre mouvement de tête. Il existe de la raideur de la nuque et du sterno-cléido-mastoïdien ; le tronc aussi est rigide; le malade ne peut s'asseoir dans son lit et ne peut que difficilement plier le membre inférieur gauche.

Les membres supérieurs sont indemnes. Du côté de la face nous constatons les phénomènes suivants : du côté gauche, contracture du masséter et paralysie faciale ; du côté droit, les muscles de la face sont dans un état de contracture permanent, l'œil est rapetissé, la figure devient grimaçante lorsque le malade veut parler. Les arcades dentaires sont fortement serrées. Prescription : 8 grammes de chloral.

2 février. L'état est le même. 8 gr. de chloral.

3 février. Rien à signaler.

4 février. Les contractures de la face, du cou, de la nuque et du tronc persistent, la respiration est gênée : le malade demande à être assis sur son lit, soutenu par des oreillers ; mais bientôt il préfère être assis dans un fauteuil. Difficulté de la déglutition : le malade est obligé de se mettre debout pour boire. A partir de ce jour il est placé dans une chambre à part, qui est rendue obscure et maintenue à une température constante ; les oreillers du malade sont recouverts d'une épaisse couche d'ouate. Pour des raisons spéciales nous n'avons pu isoler le malade dès le début des accidents. Chloral : 12 grammes.

5 février. Rigidité de la jambe droite qui ne peut être fléchie. La jambe gauche, atteinte de contracture le 1er février, parait indemne aujourd'hui. Plusieurs fois dans le cours de la maladie nous avons observé des périodes pendant lesquelles les membres inférieurs d'abord atteints devenaient tout à fait libres, les contractures des membres inférieurs ont même alterné : elles étaient plus fortes, tantôt à droite, tantôt à gauche ; ces contractures n'ont donc pas constitué de phénomène dominant. Par contre, la raideur de la face et de la nuque s'est toujours maintenue à peu près au même degré et avec les mêmes caractères. Chloral : 12 grammes.

6 février. L'état est le même que la veille : chloral 12 grammes.

Le 7. Rigidité des deux membres inférieurs. Aggravation des accidents qui sont à leur summum à 5 heures du soir. Les arcades dentaires sont fortement serrées ; cependant, du côté de la commissure labiale droite, les lèvres s'entr'ouvrent légèrement pour laisser couler un liquide visqueux, sanguinolent et très nauséabond.

Le malade se plaint de la sensation d'une barre à la région épigastrique. La respiration est gênée. Le malade peut plier les jambes dans son lit.

L'interne de garde administre un lavement avec 4 grammes de chloral. Dans la soirée, sous l'influence de ce lavement, le malade va abondamment à la garde-robe, ce qui n'avait pas eu lieu depuis trois jours.

Le 8. Légère amélioration. Chloral 15 grammes.

Le 9. Statu quo ; jambes enflées ; chloral 15 grammes. Jusqu'au 16 février, le malade est resté à peu près dans le même état, on continue le chloral.

Le 16. Tremblements spasmodiques des membres inférieurs survenus à la suite d'une flexion du membre. Sirop de morphine 75 grammes. Lavement de chloral : 6 grammes.

Du 17 au 22. Légère amélioration, à part la contracture de la face et de la nuque, le malade va assez bien. Prescription pendant cette période : sirop de morphine et chloral.

Le 22. A la visite du matin, le malade est assis dans un fauteuil : son état paraît très satisfaisant ; la parole assez facile, le cou et les membres sont libres, la figure elle-même est décontracturée en grande partie. Le malade raconte qu'il a de mauvaises dents qu'il voudrait se faire extraire, et lorsqu'on lui dit qu'on est disposé à les lui arracher tout de suite, il est pris d'une vive émotion, qui se traduit par des spasmes tétaniques de la face, du cou, des membres inférieurs, du thorax ; le malade étouffe, sa figure et ses mains sont cyanosées ; c'était la première crise de tétanos généralisé que nous constations. Au bout de quelques instants tout était rentré dans l'ordre, mais le malade restait abattu. Sirop de morphine, 60 grammes ; chloral : 8 grammes en lavement.

Le 24. Une crise, hallucinations. Le malade a beaucoup maigri.

Les 25, 26, 27. Crises, hallucinations, agitation.

Le 28. Pas de crise véritable, mais le malade est agité; après le lavement de chloral pris le soir, le malade tombe en syncope et reste environ deux heures sans connaissance.

1er mars. Deux crises, agitation.

Le 2. Le malade meurt étouffé dans une crise, à une heure moins dix du matin.

Autopsie, 24 heures après la mort.

Adhérences anciennes de la plèvre droite en avant et en arrière. Légère congestion à la base du poumon.

Cœur : Caillots fibrineux dans les deux cavités. Valvule mitrale un peu épaissie et rétrécie; valvule tricuspide normale; ventricule gauche hypertrophié ; ventricule droit très dilaté et à parois amincies.

Os du crâne et de la face : Petite fracture insignifiante de l'arcade orbitaire gauche au niveau du trou sous-orbitaire.

Rien du côté de la voûte elle-même, ni de la base du crâne : le rocher est intact.

Fracture du rebord alvéolaire gauche du maxillaire inférieur; la 2e petite molaire gauche est détachée de son alvéole.

Le cerveau est normal.

Les méninges crâniennes sont congestionnées du côté de la base, au voisinage du chiasma des nerfs optiques.

Le cervelet ne présente rien à signaler ; il parait normal.

Il en est de même du bulbe.

Quant à la moelle et aux enveloppes qui l'entourent, elles sont hyperhémiées. Nerfs examinés : facial, trijumeau (nerf sus-orbitaire) ; nous n'y avons trouvé aucune lésion.

Le facial a surtout été examiné avec soin et poursuivi jusque dans le rocher; nulle part il n'a été trouvé lésé, ni comprimé.

Nous avons cherché à compléter cette observation par un

examen bactériologique : des fragments du facial, de la moelle et d'autres nerfs crâniens ont permis d'obtenir des cultures, qui toutes ont présenté des microbes nombreux et variés. Sur trois cobayes inoculés avec ces bouillons complexes, deux sont morts au bout de 48 heures sans convulsions; l'autopsie n'a révélé aucune lésion appréciable. Ainsi donc cet examen peu être considéré comme nul.

Résumé des observations précédentes.

1. POLLOCH, 1847. — Homme, 33 ans. Blessure de la cornée gauche, cicatrisation rapide, 10 jours après. Trismus et le lendemain paralysie faciale gauche. Contracture localisée aux muscles de la moitié droite de la face. Mort le 11e jour.

2. LANGENBECK, 1860. — Garçon, 7 ans. Plaie de la joue gauche. Quelques jours après, paralysie faciale gauche puis trismus et contractures généralisées. Dysphagie,

3. ROSE, 1863. — Homme, 23 ans. Plaie de l'extrémité interne du rebord orbitaire inférieur gauche. Le lendemain, trismus et paralysie faciale gauche. Dysphagie et phénomènes asphyxiques très prononcés. Mort le 3e jour.

4. ROSE, 1870. — Matelot. Plaie de la mâchoire supérieure droite. Deux semaines après, trismus et paralysie faciale droite. Contractures généralisées. Guérison.

5. KIRCHNER, 1872. — Soldat. Coup de feu de l'œil droit. 6 jours après, paralysie faciale droite ; le lendemain dysphagie ; le surlendemain, trismus, puis tétanos généralisé. Mort le 10e jour.

6. Auteur inconnu, 1874. — Plaie de la paupière inférieure gauche. 6 jours après, paralysie faciale et trismus simultanés. Mort le 10e jour.

7. DUMOLARD, 1875. — Homme. Plaie de la région sourcilière

droite ; 9 jours après, trismus et paralysie faciale droite. Dysphagie ; marche chronique. Guérison au bout de deux mois et demi.

8. Zsigmondy, 1879. — Femme, 41 ans. Dents cariées à droite. Trismus avec paralysie faciale droite. Mort de pneumonie.

9. Kirchoff, 1879. — Femme, 52 ans. Blessure de la tempe gauche ; 7 jours après, trismus avec dysphagie et gêne de la respiration, et le surlendemain paralysie faciale gauche. Généralisation des contractures. Mort le 12e jour.

10. Thénée, 1880. — Femme, 56 ans. Plaie de la racine du nez. 6 jours après, paralysie faciale gauche et trismus ; le lendemain, paralysie faciale droite, dysphagie ; opisthotonos. Mort rapide par œdème pulmonaire.

11. Gosselin, 1880. — Homme. Plaie de la région occipitale droite. Quelques jours après, trismus unilatéral gauche et hémiplégie faciale droite. Le lendemain, trismus bilatéral, épisthotonos, gêne de la déglutition et suffocation. Contractures permanentes. Mort rapide par asphyxie.

12. Von Wahl, 1882. — Homme, 41 ans. Plaie sus-orbitaire droite. 9e jour, trismus puis paralysie faciale droite. Dysphagie très marquée et phénomènes asphyxiques tels qu'on est obligé de recourir à la trachéotomie. Mort.

13. Lehrnbecher, 1882. — Homme, 49 ans. Plaie sus-orbitaire gauche. Au 5e jour, douleurs dans la nuque et dans le cou, puis dysphagie, trismus, paralysie faciale gauche ; tableau de l'hydrophobie. Mort après deux jours.

14. Middeldorpff, 1883. — Enfant de 9 ans. Piqûre de la tempe droite ; successivement apparition des symptômes du tris-

mus et de la paralysie faciale droite. Guérison au bout de 47 jours.

15. Mayer, 1883. — Fille, 18 ans. Blessure au sourcil gauche; 8 jours après, paralysie faciale gauche et impossibilité d'ouvrir la bouche. Marche lente des symptômes. Guérison après 54 jours.

16. Wankivel, 1883. — Homme, 33 ans. Plaie du dos du nez; 8 jours après trismus et paralysie faciale droite. Gène considérable de la respiration. Mort le 6e jour.

17. Bond, 1883. — Homme 23 ans. Plaie de la région temporo-pariétale droite; 18 jours après l'accident trismus et contractures de la nuque gagnant ensuite le ventre puis les jambes. Au bout de 6 jours paralysie faciale droite : pas de spasmes du larynx, ni du pharynx. Guérison en 30 jours.

18. Triglia, 1884. — Homme, 50 ans. Plaie contuse du sillon labio-nasal droit. Trismus avec paralysie faciale droite. Guérison.

19. Bernhardt, 1884. — Homme, 32 ans. Ablation d'une tumeur dermoïde de l'arcade orbitaire gauche; 5 jours après trismus, paralysie faciale gauche, dysphagie. Les contractures ne se généralisent pas. Mort le 3e jour.

20. Guterbock, 1884. — Homme, 31 ans. Plaie du rebord orbitaire droit, suture, cicatrisation rapide. 9 jours après, douleur de chaque côté au niveau de l'articulation temporo-maxillaire; trismus, paralysie faciale droite; dysphagie, troubles très prononcés de la respiration. Mort le 15e jour.

21. Wagner, 1884. — Tétanos céphalique avec paralysie faciale. Mort.

22. HADLICH, 1885. — Enfant, 2 ans et demi. Plaie contuse de la joue droite; 12 jours après, paralysie faciale droite très manifeste et, 4 jours plus tard, trismus ; généralisation des contractures; troubles de la respiration, pas de dysphagie. Guérison : la paralysie faciale persiste encore longtemps après.

23. OLIVA, 1887. — Homme, 33 ans. Trismus; paralysie faciale et phénomènes dysphagiques. Guérison.

24. TERRILLON, 1887. — Jeune homme de 16 ans. Plaie contuse de la pommette gauche; 8 jours après, trismus unilatéral gauche, asymétrie de la face, paralysie faciale droite ; dysphagie légère. Mort le 19e jour par arrêt de la respiration.

25. GIUFFRÉ, 1887. — Homme, 51 ans. Plaie contuse de la région zygomatique gauche; 8 jours après trismus, paralysie faciale gauche, généralisation progressive des contractures Accès de suffocation au début; jamais de troubles de la dégluti tion. Guérison au bout de 25 jours.

26. CROSSOUARD, 1887. — Femme, 33 ans. Morsure de la lèvre inférieure; 3 jours après, tétanos restant localisé aux muscles de la face; dysphagie. Au bout de 20 jours, la guérison était presque complète, lorsque survint une paralysie faciale droite. Guérison en 31 jours.

27. BUISSON, 1888. — Homme, 60 ans. Plaie très douteuse du pharynx; 3 semaines après, paralysie faciale gauche, puis au bout de 6 jours, trismus et difficulté de la respiration. Guérison en 30 jours.

28. — CHARVOT, 1888. — Homme. Plaie contuse de la région malaire droite; 7e jour paralysie faciale droite très accusée; le lendemain trismus et contractures généralisées et 4 jours après mort avec des phénomènes de spasmes laryngiens et d'asphyxie.

29. RÉMY et VILLAR, 1888. — Homme, 36 ans. Coup de couteau à la partie externe de l'arcade orbitaire gauche et coup de casse-tête sur la région fronto-pariétale gauche. 13 jours après, on constate : Paralysie faciale gauche et trismus du même côté ; généralisation des contractures ; difficulté de la respiration et de la déglutition. Marche chronique ; mort vers le 40e jour.

30. JANIN, 1891. — Homme, 24 ans. Plaie contuse de la région sourcilière droite ; cicatrisation rapide. 2 jours après l'accident difficulté légère de la mastication augmentant progressivement ; le 8e jour, trismus assez intense, crise violente à la suite de laquelle se montre une paralysie faciale droite qui, un mois après, envahit le côté gauche de face. Dysphagie avec hydrophobie : phénomènes asphyxiques et cyanose. Contractures s'étendant progressivement à la plus grande partie des muscles du corps : permanentes. Marche chronique de la maladie avec recrudescences et rémissions. Guérison au bout de 68 jours. La déviation de la bouche persiste encore.

Récidive. — A la suite d'une piqûre de vaccine nouvelle atteinte de tétanos ; symptômes absolument semblables à ceux de la première atteinte. En outre, apparition des signes de la tuberculose pulmonaire. Guérison du tétanos au bout de 54 jours ; persistance de la déviation de la bouche.

31. JANIN, 1891. — Homme, 31 ans. Plaie contuse de la région sourcilière gauche, cicatrisation rapide. 8e jour après l'accident, difficulté de la mastication, trismus et paralysie faciale gauche, dysphagie pour certains aliments ; gêne légère de la respiration ; contractures permanentes se généralisant progressivement ; marche chronique de la maladie. Guérison au bout de 50 jours.

TROISIÈME PARTIE

Avec ce troisième chapitre, j'aborde la partie clinique de ma thèse.

Telle qu'elle est impliquée par le mot tétanos bulbaire, l'étude complète de cette affection ne laisserait pas que d'être assez longue, et peut-être offrirait-elle quelque utilité, si, rassemblant les matériaux épars un peu partout, on les coordonnait de manière à établir un type clinique bien défini. Mais, malgré tout l'intérêt que peut offrir ce travail, je l'abandonne pour poursuivre un autre but : je désire seulement présenter quelques considérations sur les rapports que les différents symptômes du tétanos bulbaire, le trismus en particulier, présentent avec la paralysie faciale. Je ne suivrai [illegible] d'ordre déterminé, et chemin faisant, si quelque particularité me semble intéressante à signaler, je ne manquerai pas de le faire.

Avant tout, je tiens à faire remarquer que les quelques réflexions qui vont suivre, sont le résultat de l'analyse des 31 observations que je viens de citer. Comme ces observations se rapportent non à tous les cas de tétanos bulbaire, mais exclusivement à ceux qui s'accompagnent de paralysie faciale, il pourrait se faire qu'une étude générale du tétanos bulbaire conduisît à des conclusions différentes. Je signale la possibilité du fait, afin que, le cas échéant, on en soit averti. De même, je préviens que tout ce qui a été dit au chapitre : Historique, se rapporte non au tétanos bulbaire en général, mais à l'histoire de la paralysie faciale dans le tétanos bulbaire.

Époque d'apparition des phénomènes tétaniques. — A partir du moment où une cause quelconque, agissant sur un terrain préparé, provoque, d'après le mécanisme supposé que j'ai fait connaître précédemment, la sécrétion du poison tétanigène, il s'écoule un temps assez variable, jusqu'au jour où apparaissent les premières manifestations du tétanos. Le tableau suivant, reposant sur 25 cas (j'élimine les 6 autres qui ne fournissent pas d'indications précises), nous apprend que le tétanos s'est montré :

4	fois le	2e	jour	5	fois le	8e	jour
1	—	3e	—	3	—	9e	—
2	—	5e	—	1	—	12e	—
2	—	6e	—	1	—	15e	—
2	—	7e	—	1	—	16e	—

Ainsi donc, en ce qui concerne l'apparition des symptômes tétaniques, il y a deux maximums de fréquence : le 8e jour et le 2e. En dehors de ces deux jours et jusqu'au 10e, la fréquence est sensiblement la même ; à partir du 10e jour, le tétanos devient de plus en plus rare.

Ce tableau est assez exactement en rapport avec les statistiques de Richter et d'Huntington qui indiquent le maximum du 6e au 8e jour ; par contre, il est en contradiction avec l'assertion suivante de Larrey : « avant le 5e jour, le tétanos est peu commun ».

D'une façon générale, on peut donc dire que le tétanos bulbaire se montre surtout du 2e au 9e jour.

Mode de début. — Il est loin d'être toujours le même ; divers cas peuvent se présenter :

1° Quelquefois le malade est inquiet, triste, abattu : il ne dort pas la nuit ou bien son sommeil est troublé par de pénibles cauchemars. Bientôt après apparaît une douleur d'intensité variable, siégeant tantôt au niveau des insertions massétérines, tantôt au niveau de l'une ou l'autre articulation temporo-maxillaire, en avant ou en arrière. Cette douleur est accompagnée en général d'une difficulté plus ou moins grande de la mastication, difficulté qui augmente progressivement et aboutit plus ou moins rapidement au trismus, et, en même temps que ce dernier, se montre la paralysie faciale.

2° D'autres fois, sans signes prémonitoires, le trismus survient d'emblée et est immédiatement plus ou moins accentué ; en même temps que lui se montre encore la paralysie faciale.

3° Plus rarement enfin, on n'observe, pendant un temps variable, court en général, d'autre manifestation symptomatique que la paralysie faciale ; puis surviennent la difficulté de la mastication et le trismus : inversement, la paralysie faciale peut ne se montrer que longtemps après le début des accidents tétaniques, parfois même à une époque proche de la guérison.

Tels sont les trois modes de début que peut affecter le tétanos bulbaire avec paralysie faciale.

J'ai déjà dit que, dans tout tétanos, bulbaire ou médullaire, il n'y avait au début que des symptômes bulbaires ou médullaires; que plus tard ces symptômes pouvaient simultanément exister, mais aussi qu'ils pouvaient, pendant toute la durée de la maladie, rester exclusivement bulbaires ou médullaires. Cette assertion est facile à prouver, du moins en ce qui concerne le tétanos bulbaire ; pour cela, je n'ai qu'à rappeler brièvement et sans commentaires ce qui s'est passé dans les observations que j'ai sous les yeux :

Obs. 1. — 2e jour, difficulté de la mastication, douleur au niveau des masséters, trismus progressif, complet le 8e jour, paralysie faciale simultanée, dysphagie, troubles respiratoires, et 15 jours après seulement, raideur de la nuque et contractures envahissant progressivement la plupart des muscles du corps.

Obs. 2. — 8e jour, difficulté d'ouvrir la bouche, trismus progressif, paralysie faciale et plus tard contractures des muscles du dos.

Obs. 3. — Symptômes exclusivement bulbaires.

Obs. 4. — Paralysie faciale, trismus, puis contractures des muscles de la face, du cou, du pharynx et des grands droits de l'abdomen.

Obs. 5. — 2e jour, trismus et contractures des muscles du dos et du ventre ; dysphagie et phénomènes asphyxiques très prononcés ; 3e jour, contractures des muscles de la jambe.

Obs. 6. — Pas d'indications suffisantes.

Obs. 7. — Paralysie faciale, dysphagie, trismus ; 3 jours après généralisation des contractures à tout le corps.

Obs. 8. — Pas d'indications suffisantes.

Obs. 9-10. — Symptômes exclusivement bulbaires.

Obs. 11. — Symptômes bulbaires, puis généralisation des contractures.

Obs. 12. — Symptômes bulbaires; 3 jours après, raideur de la nuque et opisthotonos.

Obs. 13. — Trismus, paralysie, dyspnée, puis contractures des trapèzes et des muscles du dos.

Obs. 14. — Symptômes bulbaires intenses; 2 jours après, contractures des muscles de la nuque et du ventre.

Obs. 15. — Symptômes purement bulbaires.

Obs. 16-17. — Pas d'indications suffisantes.

Obs. 18. — Paralysie, trismus, troubles respiratoires ; ensuite spasmes généraux.

Obs. 19. — Symptômes bulbaires et médullaires simultanés, mais prédominance des premiers.

Obs. 20. — Pas d'indications suffisantes.

Obs. 21. — Trismus, dysphagie, paralysie.

Obs. 22. — Trismus, dysphagie, paralysie, troubles respiratoires très accentués, opisthotonos pendant les crises seulement.

Obs. 23. — Pas d'indications suffisantes.

Obs. 24. — Paralysies, dyspnées, trismus ; longtemps après, spasmes dans les muscles du ventre, de la nuque, du bras et de la jambe droite.

Obs. 25. — Pas d'indications.

Obs. 26. — Tétar[illegible] exclusivement bulbaires.

Obs. 27. — Symptômes bulbaires ; de temps à autre, accès douloureux surtout prononcés dans les membres inférieurs

Obs. 28. — Symptômes bulbaires.

Obs. 29. — Symptômes bulbaires ; plus tard, contracture violente des muscles de la paroi thoracique.

Obs. 30. — Symptômes bulbaires ; généralisation progressive des contractures.

Obs. 31. — Symptômes bulbaires ; plus tard, contractures généralisées.

L'époque d'apparition et le mode de début du tétanos bulbaire étant étudiés, il me reste à examiner les différents symptômes qui le caractérisent. Pour plus de commodité je suivrai le plan suivant :

A. Symptômes principaux.
B. Symptômes accessoires.

A. Symptômes principaux. — Ils sont au nombre de cinq : Trismus, dysphagie accompagnée quelquefois d'hydrophobie, troubles respiratoires, température, paralysie faciale.

1. *Trismus.* — Le trismus est pour ainsi dire un symptôme cardinal. Son importance est telle que M. le professeur Verneuil en fait une condition sine quâ non de tout tétanos, en soutenant que lorsque le trismus fait défaut il n'y a pas tétanos. Cette opinion est probablement exagérée, mais il est bien évident que les exemples de tétanos sans trismus sont excessivement rares. On n'en connaît que deux exemples : celui de Dupuytren, où,

avec des contractures énergiques, généralisées à presque tous les muscles du corps, la mâchoire inférieure conserva jusqu'à la mort ses mouvements d'élévation et d'abaissement; et celui de Cane (1876) où il y avait des spasmes assez intenses, sans trismus évident. Si telle est l'importance du trismus dans le tétanos en général, combien plus grande ne sera-t-elle pas lorsqu'il s'agit du tétanos bulbaire où il se présente avec des caractères tout particuliers?

Le trismus ne se montre pas toujours de la même façon:

Rarement, on le voit survenir sans phénomènes prémonitoires ; il éclate alors brusquement et le tétanos commence.

Dans la grande majorité des cas, les choses ne se passent pas ainsi. Le patient accuse d'abord soit une douleur au niveau de l'articulation temporo-maxillaire, d'un ou des deux côtés, ou bien il éprouve une gêne plus ou moins considérable pour ouvrir la bouche. Ces phénomènes s'accentuent, puis le trismus apparaît, brusquement dans une crise, ou le plus souvent sans crise, le malade constate simplement alors que la mastication est devenue impossible.

Enfin, comme symptômes prémonitoires, on peut observer pendant plusieurs jours des phénomènes douloureux dans les muscles de la nuque: le malade se plaint de ne pouvoir remuer la tête comme à l'ordinaire : en outre la mastication devient gênée, et le trismus s'établit progressivement.

Dans ces diverses circonstances, le trismus représente.

la première manifestation du tétanos. Mais il en est d'autres où l'on voit d'abord survenir une paralysie faciale, que, suivant les cas, on attribue au froid ou au traumatisme. Un, deux, trois jours et même davantage se passent ainsi, puis tout à coup, sans phénomènes prémonitoires, le trismus apparaît et la scène change. Ces faits ne sont pas excessivement rares, puisque j'en compte 5 sur 31 observations.

On conçoit facilement, qu'en pareille circonstance, le diagnostic puisse être très incertain au début.

Le trismus est établi ; voyons maintenant quels en sont les caractères. Le plus souvent, au début, sans être unilatéral, le trismus est plus accentué d'un côté que de l'autre ; et d'ordinaire, c'est du côté correspondant à la blessure et par conséquent aussi à la paralysie faciale, que le masséter est le plus énergiquement contracturé. Mais le trismus ne tarde pas à devenir bilatéral ; toutefois il reste plus intense du côté où il s'est d'abord montré.

Quant au trismus exclusivement unilatéral, il est très rare, plus rare encore que ne le prétend M. Terrillon dans son mémoire, où il dit : « l'unilatéralité du trismus a été observée dans quelques faits, entre autres dans ceux de Gosselin, Wahl, Bernhardt, Dumolard et le nôtre ». Or, quant à ce qui concerne le cas de Gosselin, le trismus unilatéral au début devint bilatéral ensuite ; en effet il est dit dans l'observation : « les muscles du côté droit commençaient à être envahis, le trismus devint bilatéral. Dans l'observation de Bernhardt je lis : « En outre les arcades dentaires étaient pressées énergiquement l'une contre l'autre et aussitôt que le malade voulait ouvrir la bouche il y avait des contractions convulsives des masséters. » Donc le trismus était bilatéral. Enfin, même dans le cas de M. Terrillon le trismus n'était pas unilatéral, puisqu'on peut lire dans son observation : « le lendemain, 5e jour après l'apparition du trismus (à gauche), et malgré l'administration de 4 gr. de chloral, la constriction des mâchoires était plus complète ; on commençait à voir se dessiner du côté droit un certain degré de raideur ; le muscle masséter droit était rigide et contracturé ». Donc ici encore le trismus n'était pas unilatéral.

D'où en résumé je conclus que le trismus est ordinairement bilatéral : si dans quelques cas, et tout à fait au début, il a pu passer pour unilatéral, cette apparence avait vraisemblablement pour cause une plus grande contracture du masséter de ce côté.

En tout cas, que le trismus soit bilatéral ou unilatéral, il se présente avec des caractères semblables au point de vue des contractures. Celles-ci sont permanentes, d'où il suit que les mouvements de la mâchoire sont toujours empêchés. Quelquefois elles sont douloureuses, soit qu'on détermine une pression au niveau des muscles contracturés, soit qu'on essaye d'imprimer des mouvements à la mâchoire. D'autre part, elles sont en général plus accentuées du côté de la plaie initiale et par suite du côté de la paralysie faciale, puisque celle-ci siège le plus souvent aussi du côté de la blessure.

Enfin, outre leur permanence elles sont sujettes de temps à autre à des redoublements convulsifs ou crises survenant à la suite d'une pression, d'un mouvement intempestif, d'un essai de déglutition, ou d'une cause tout à fait minime pouvant passer inaperçue. Sous ce point de vue elles ne se distinguent donc pas des spasmes tétaniques ordinaires. J'ajoute que ces crises, le plus souvent douloureuses, peuvent ne s'accompagner d'aucune douleur.

J'en aurai fini avec le trismus, lorsque j'aurai dit qu'il peut à lui seul représenter toutes les contractures musculaires, dans un cas de tétanos bulbaire déterminé. Mais le fait est très rare; le plus souvent au contraire, les contractures envahissent progressivement un plus ou moins grand nombre des muscles du corps en suivant un ordre qui est à peu près toujours sensiblement le même. Je reviendrai plus loin sur cette question.

2. *Dysphagie et hydrophobie.* — Il est intéressant d'abord de connaître la fréquence de ces deux symptômes. Or, si des 31 observations que je rapporte j'en élimine 7 qui n'offrent pas d'indications suffisantes, il en reste 24 sur lesquelles on compte 15 cas, où les phénomènes dysphagiques ont existé. Cette proportion serait donc un peu plus élevée que celle indiquée par M. Villar : 14 sur 28. En ce qui concerne l'hydrophobie, je reconnais avec l'auteur que je viens de citer, qu'elle est excessivement rare, puisque je n'en relève que 3 exemples. Il reste bien entendu que cette statistique ne s'applique qu'aux cas de tétanos bulbaire avec paralysie faciale et non à la généralité des cas de tétanos bulbaire, car alors on trouverait une fréquence plus grande.

La dysphagie ne se présente pas toujours avec les

mêmes caractères. Son intensité peut varier dans des limites assez étendues, depuis une gène plus ou moins grande de la déglutition jusqu'à une impossibilité absolue.

Au point de vue de la douleur, rien de particulier à signaler ; ainsi que les contractions des autres muscles, les spasmes pharyngiens peuvent être douloureux ou non.

La dysphagie se produit dans des circonstances variables. Quelquefois elle survient sans cause appréciable, mais le plus souvent elle est provoquée par les tentatives de déglutition que fait le malade. A ce point de vue la nature des aliments influe d'une façon manifeste sur la dysphagie : c'est ainsi que la déglutition des liquides peut être possible alors que la déglutition des solides reste tout à fait empêchée. D'autre part, il arrive que la déglutition, possible pour certains liquides, ne le soit pas pour tous ; par exemple, chez le malade qui fait l'objet de ma deuxième observation, parmi les liquides le vin et le chloral en solution seuls déterminaient la dysphagie, alors que la déglutition des autres aliments, solides et liquides, était parfaitement normale.

Diverses hypothèses ont été émises sur la pathogénie des troubles dysphagiques. M. Villar, dans son travail, après les avoir signalées et discutées conclut : « une explication beaucoup plus simple, explication du reste admise par la plupart des auteurs, c'est celle des spasmes tétaniques des muscles pharyngés, ces spasmes ou contractures étant déterminés par la même cause qui les fait naître dans les autres groupes musculaires ». J'accepte entièrement cette conclusion et je pense que l'excitation du bulbe par le poison télanigène est bien suffisante pour expliquer les contractions du pharynx.

Je serai bref en ce qui concerne les troubles hydrophobiques. D'après ce que j'ai observé, bien qu'à certains moments le malade ait eu un facies vraiment hydrophobique, je n'ai jamais remarqué d'hydrophobie véritable, en ce sens que ni la vue d'un liquide quelconque, ni la pensée de boire, ni les tentatives de déglutition ne provoquaient les phénomènes en question ; au contraire, le malade toujours un verre à la main, faisait des efforts désespérés pour boire. Seulement il arrivait quelquefois, qu'au cours d'un accès de dysphagie le facies du malade devenait hydrophobique. L'hydrophobie d'après ceci, me paraît donc subordonnée à la dysphagie et par suite n'offrir qu'une importance tout à fait secondaire : on sait d'ailleurs combien elle est rare.

3. *Troubles respiratoires.* — Je ne fais que les signaler. Leur fréquence est sensiblement la même que celle des spasmes pharyngiens : 16 fois au lieu de 15 sur 24 observations; de même, leur intensité est variable, depuis une simple gêne de la respiration jusqu'à une asphyxie très prononcée : dans les deux cas il y a une cyanose plus ou moins marquée.

Au point de vue clinique, il est possible d'assigner deux causes aux troubles respiratoires : le plus souvent ils résultent de spasmes des muscles du larynx, d'autres fois ils sont déterminés par les contractions des muscles inspirateurs, le diaphragme en particulier. Dans le premier cas la cyanose est très prononcée et l'asphyxie prend rapidement des proportions effrayantes; mais, comme les spasmes du larynx sont essentiellement intermittents et ne se montrent ordinairement que sous forme d'accès, la cyanose ne dure pas et la respiration revient assez vite à son rythme normal. Dans le second cas, c'est-à-dire lorsque les spasmes portent sur les muscles de la respiration, la cyanose est moins intense, et l'asphyxie plus modérée; mais comme les contractions musculaires sont ordinairement permanentes, la gêne respiratoire est aussi continuelle, et le malade se trouve par suite placé dans des conditions d'infériorité notable.

Il est bon d'ajouter que la distinction entre les spasmes laryngiens et les contractures des muscles inspirateurs n'est pas toujours aussi tranchée; il est assez fréquent, au contraire, de voir les deux symptômes coexister.

4. *Température.* — « Celui qui croit que le tétanos n'est pas accompagné de fièvre, disait Fournier en 1821, celui-là n'a pas observé la maladie. » Une pareille assertion ne laisse pas que de surprendre lorsqu'on lit les observations que je rapporte dans la deuxième partie de ma thèse; toutes en effet, nous montrent que dans le tétanos bulbaire avec paralysie faciale, l'élévation de température n'existe pas ordinairement. Ce n'est donc pas pour l'étudier que je la mentionne ici, mais pour bien rappeler que le tétanos bulbaire avec paralysie faciale est ordinairement apyrétique.

5. *Paralysie faciale.* — M. Villar dans son travail (*Gaz. des hôpitaux*, 1888) a fait de ce symptôme insolite une étude très savante et très complète, ce qui peut me

dispenser, je crois, de m'y arrêter bien longtemps. Je voudrais simplement faire quelques réflexions sur deux ou trois points restés dans l'ombre.

La paralysie faciale se montre toujours, a-t-on dit, consécutivement à une plaie de tête. Cette affirmation me paraît exagérée. S'il est vrai en effet que dans la très grande majorité des cas, la plaie initiale siège à la tête, il ne s'ensuit pas qu'il en doive toujours être ainsi ; je n'en veux pour preuve que ma première observation, où il est dit que la paralysie faciale survint à la suite d'une piqûre de vaccine au bras droit.

Non seulement, pour se manifester, la paralysie faciale n'exige pas que la plaie initiale siège à la tête, mais encore elle peut prendre naissance en dehors de tout traumatisme, dans un cas de tétanos dit spontané. Pour s'en convaincre, on n'a qu'à se reporter à l'observation de Buisson, et l'on verra que dans ce cas le froid humide s'exerçant pendant un temps assez long a pu occasionner un tétanos s'accompagnant de paralysie faciale.

Les phénomènes paralytiques ne se montrent pas exclusivement dans le tétanos bulbaire ; ils peuvent se rencontrer également dans le tétanos ordinaire : voici pour le prouver le résumé d'une observation de Larrey (Mémoires et campagnes, tome III) intitulée: observation curieuse de tétanos. « Un fusilier-chasseur avait eu une portion du tarse du pied droit emportée par un boulet du calibre de 3.

Il refuse l'amputation ; tétanos chronique envahissant petit à petit les différents muscles du corps ; abcès au niveau de l'articulation, évacuation, soulagement immédiat, disparition des accidents tétaniques, et Larrey espérait voir survenir une guérison complète, lorsque le malade fut frappé d'une paralysie de tout le côté affecté : le bras, l'avant-bras et la main surtout étaient privés en totalité du sentiment et du mouvement. Le malade resta longtemps dans cet état, et il finit par mourir de la dysenterie ». Il serait peut-être intéressant de connaître l'opinion de Larrey sur ce sujet : « Il est bien certain que l'abcès consécutif à la blessure du pied, survenu au bras du même côté, ainsi que la paralysie qui l'avait suivi, avaient été le résultat d'une métastase purulente, et que l'issue de la matière de l'abcès avait formé la crise du tétanos. La paralysie seule était restée. »

La paralysie peut donc compliquer le tétanos ordinaire : à ce propos il est bon de retenir que, comme la paralysie faciale, elle siège ordinairemant du même côté que la blessure.

B. Symptomes accessoires. — Ils ne présentent aucun intérêt, et il me suffira de les indiquer : ce sont d'ailleurs les mêmes symptômes qu'on retrouve dans tout tétanos, savoir : les troubles de l'appareil digestif, les symptômes cérébraux, l'existence de contractures plus ou moins anormales. Quoi qu'il en soit de ces symptômes, ils ne diffèrent en rien de ceux qui sont décrits à propos du tétanos : inutile donc de s'y arrêter plus longtemps. Je ne saurais toutefois me défendre de signaler tout spécialement les troubles qui, survenant du côté de la vessie ou du rectum ne laissent pas que de présenter une certaine importance, surtout lorsqu'ils sont persistants, comme cela est arrivé au malade de ma première observation : dans ce cas la miction était tout à fait impossible, et pendant plusieurs jours on fut obligé de sonder le malade.

Marche, Durée, Pronostic, Diagnostic. — Rien de particulier à signaler qui ne soit déjà indiqué dans le travail de M. Villar.

Traitement. — Il est celui du tétanos ordinaire : le chloral, la morphine, le bromure, me paraissent, d'après les résultats que j'ai pu comparer, les meilleurs moyens à mettre en œuvre; on donnera surtout la préference au chloral.

Certaines indications pourront nécessiter un traitement particulier : par exemple dans un cas où les troubles respiratoires sont très marqués, il est tout indiqué de parer rapidement aux phénomènes asphyxiques. Dans ce cas il faudra bien distinguer, si les troubles respiratoires sont dus à des spasmes du larynx ou à des contractures des muscles inspirateurs. Observe-t-on des spasmes laryngiens? On aura recours à la trachéotomie et peut-être pourra-t-on espérer sauver son malade : c'est ainsi que dans un cas désespéré, la trachéotomie donna un plein succès à M. le professeur Verneuil. Si au contraire, la dyspnée est due aux contractures des muscles inspirateurs, la trachéotomie ne saurait présenter aucune chance de succès : dans ce cas, on mettra en œuvre le traitement ordinaire.

IMPRIMERIE LEMALE ET Cie, HAVRE

A LA MÊME LIBRAIRIE

ARNOULD, ancien interne des hôpitaux. — **Contribution à l'étude de l'hydronéphrose.** Prix..

AUDAIN, ancien interne des hôpitaux. — **De l'hémostase préventive dans les opérations chirurgicales.** Prix................................ 4 fr.

BOUFFE DE St-BLAISE, ancien interne des hôpitaux. — **Des lésions anatomiques que l'on rencontre dans l'éclampsie puerpérale.** Prix. 7 fr.

BUSCARLET, ancien interne des hôpitaux. — **La greffe osseuse chez l'homme et l'implantation d'os décalcifiés.** Prix........................ 5 fr.

CARTIER, ancien interne des hôpitaux. — **Glycosuries toxiques et en particulier intoxication par le nitrate d'urane.** Prix.................. 4 fr.

CHEVALIER, ancien interne des hôpitaux. — **De l'intervention chirurgicale dans les tumeurs malignes du rein.** Prix........................ 7 fr.

CIVEL, ancien interne des hôpitaux. — **De la trachéotomie préventive avec tamponnement du pharynx dans les opérations intéressant la bouche et la cavité pharyngienne.** Prix......................... 3 fr.

DAGRON, ancien interne des hôpitaux. — **De l'occlusion intestinale par calcul biliaire.** Prix.. 3 fr.

GAMPERT, ancien interne des hôpitaux. — **Traitement de l'amygdalite lacunaire par la discission des amygdales.** Prix.................. 3 fr.

LÉTIENNE, ancien interne des hôpitaux. — **De la bile à l'état pathologique** (avec 2 planches en chromolithographie). Prix........................ 5 fr.

MACON, ancien interne des hôpitaux. — **Contribution à l'étude des résultats de la résection du genou.** Prix................................ 4 fr.

MALLET, ancien interne des hôpitaux. **Contribution à l'étude de l'épilepsie syphilitique.** Prix.. 3 fr. 50.

MARQUÉZY, ancien interne des hôpitaux. — **Des difficultés du diagnostic des fibromes de la paroi postérieure de l'utérus dans le travail de l'accouchement.** Prix.. 3 fr.

MOREL, ancien interne des hôpitaux. — **Contribution à l'étude de la diphtérie.** Prix.. 3 fr. 50

OUSTANIOL, ancien interne des hôpitaux. — **Contribution à l'étude des méninges rachidiennes.** Prix.. 6 fr.

POULALION, ancien interne des hôpitaux. — **Les pierres du poumon de la plèvre et des bronches, et la pseudo-phtisie pulmonaire d'origine calculeuse.** Prix.. 7 fr.

PROST, ancien interne des hôpitaux. — **Contribution à l'étude des myopathies syphilitiques.** Prix.. 2 fr. 50

PILLIET, ancien interne des hôpitaux. — **Étude d'histologie pathologique sur la tuberculose expérimentale et spontanée du foie.** Prix... 4 fr.

REPIN, ancien interne des hôpitaux. — **Origine parthénogénétique des kystes dermoïdes de l'ovaire.** Prix.. 4 fr.

ROUFFINET, ancien interne des hôpitaux. — **Essai clinique sur les troubles oculaires dans la maladie de Friedreich et sur le rétrécissement du champ visuel dans la syringomyélie et la maladie de Morvan.** Prix.. 2 fr.

ROUSSEL, ancien interne des hôpitaux. — **De l'actinomycose chez l'homme en France.** Prix.. 3 fr.

THOMAS, ancien interne des hôpitaux. — **De l'antisepsie appliquée au traitement des affections parasitaires de la bouche et des dents. Rôle des micro-organismes dans ces affections.** Prix.......... 6 fr.

TUILANT, ancien interne des hôpitaux. — **De la névrite puerpérale.** Pr. 2 fr. 50.

VASSAL, ancien interne des hôpitaux, **Contribution à l'étude de la paralysie alcoolique et en particulier des formes généralisées.** Pr.. 3 fr.

IMPRIMERIE LEMALE ET Cie, HAVRE

www.ingramcontent.com/pod-product-compliance
Lightning Source LLC
LaVergne TN
LVHW020335230826
846091LV00003B/884

* 9 7 8 2 0 1 9 1 2 7 8 2 4 *